頭頸部がん
薬物療法ガイダンス
第2版

編集

公益社団法人 日本臨床腫瘍学会

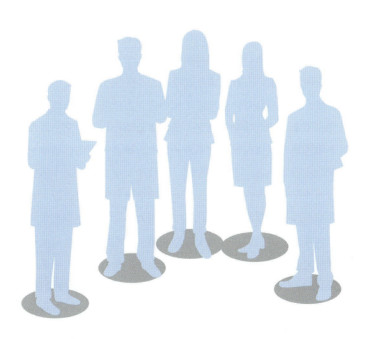

金原出版株式会社

第 2 版発刊にあたり

　頭頸部がんの治療には外科療法，放射線治療，化学放射線療法，薬物療法と多彩な方法があり，根治を目指した治療にもいろいろな選択肢が考えられるが，薬物療法は重要な役割を果たしている。再発や遠隔転移を起こし局所療法が適応とならない場合には治療の目的は緩和と延命になるが，その場合は薬物療法が治療の中核となる。薬物療法ではシスプラチンや 5-フルオロウラシル，ドセタキセルを中心とした従来の殺細胞性の薬物に加えて，上皮成長因子受容体（EGFR）に対する抗体薬であるセツキシマブも幅広く使用されている。これらの薬物は頭頸部がん以外にも多くのがん種で有効性を示し幅広く用いられている。しかし，副作用は多彩でしばしば重篤となるため，抗がん薬の有効性を引き出すためには副作用を適切に管理する必要がある。抗がん薬の副作用管理はがん種によらず共通である。したがって，薬物療法は特定の領域のがんのみを診療する医師でなく，臓器横断的にトレーニングを積んだがん薬物療法専門医が担当するのが合理的である。がん薬物療法専門医が頭頸部外科医，放射線治療医と協力しながら集学的治療の中で頭頸部がんの薬物療法を行う必要がある。さらに，頭頸部領域は咀嚼・嚥下，発声，聴覚などの重要な機能を担っており，頭頸部がんの治療には歯科医，形成外科医，看護師，薬剤師，栄養士，理学療法士，言語聴覚士など多くの職種によるチーム医療が必要となる。このような多くの専門職種が関与する頭頸部がん治療において薬物療法を適切に行うための一助とするために，日本臨床腫瘍学会では関連他学会と協力して『頭頸部がん薬物療法ガイダンス』を 2015 年に出版した。

　医療，特にがん薬物療法およびその支持療法の進歩は目覚ましく，診療ガイドラインやガイダンスは定期的に改訂する必要がある。最近では頭頸部がんでも免疫チェックポイント阻害薬であるニボルマブが有効性を示して用いられるようになった。免疫チェックポイント阻害薬も多くのがん種で臓器横断的に広く用いられているが，治療の考え方は共通である。さらに副作用は免疫を介するため全身に発生する上に，従来の抗がん薬による副作用とは全く異なる。したがって，免疫チェックポイント阻害薬を適切に使用するためにも，臓器横断的に治療を行うがん薬物療法専門医が担当するのが合理的である。そこで今回，免疫チェックポイント阻害薬などを含む最近の進歩を取り入れて『頭頸部がん薬物療法ガイダンス第 2 版』として改訂することにした。

　本ガイダンスは頭頸部がんの薬物療法に特化しているためクリニカルクエスチョンの数は少ないが，総論は薬物療法の考え方，副作用対策を含む治療の実際が要領よく記載されており，頭頸部がんの薬物療法を理解するための教科書としても役立つ。それぞれの記述に対し文献も紹介しているので参考書としても十分使用可能である。さらには臨床試験の効果判定に用いられる RECIST にまで言及している。しかし，RECIST は臨床試験で使用されるものであり実地診療で使用することはその目的ではないため，診療方針決定に際して RECIST は参考にはなろうが実地診療での適用には注意が必要である。

　ガイドラインやガイダンスは，その作成および定期的な改訂には多大な労力が伴うが，内容は中立かつ適正である必要がある。日本臨床腫瘍学会ではガイドラインやガイダンスの作成および

改訂の目的のために製薬企業などのステークホルダーから資金援助を受けないことを決定した。本ガイダンスの改訂に日本臨床腫瘍学会および関連学会からボランティアとして尽力していただいたガイドライン委員会ならびに作成部会のメンバーに感謝したい。

　本ガイダンスはがん薬物療法専門医のみならず，外科系医師あるいは医師以外の医療職が頭頸部がんに対する薬物療法を理解するために役立つはずである。本ガイダンスを利用することにより，頭頸部がんのチーム医療の質が向上することを願って止まない。

2018年10月

日本臨床腫瘍学会　理事長
神戸大学大学院医学研究科腫瘍・血液内科教授
南　　博　信

第2版発刊によせて

　このたび，『頭頸部がん薬物療法ガイダンス第2版』を発刊することとなった。第1版は2015年7月の発刊であったため，3年ぶりの改訂となる。頭頸部がんは外科療法，放射線治療，薬物療法の最適な組み合わせによる集学的治療が重要な位置を占めている。その中軸をなすものが，日本頭頸部癌学会による『頭頸部癌診療ガイドライン』である。日本臨床腫瘍学会による『頭頸部がん薬物療法ガイダンス』は，近年の薬物療法の発展を受けて，ガイドライン2018年版における薬物療法領域を補完するものである。

　頭頸部は極めて高度に機能分化した臓器の集合体であるがゆえに，治療の目的は生存期間延長に加えて，機能温存を含めた治療後のQOLの維持・向上に対する配慮がより重要となる。当然のことながら，多職種連携の下での対応が必要となる。そのため，本ガイダンスは，診断チーム，治療チーム，副作用対策チーム，支持療法・生活支援チームのすべてを対象として作成された。さらに，第1版から追加された点としては，新たに承認された免疫チェックポイント阻害薬や，本ガイダンスに示す主な治療法における医療費の概算が提示されたことなど，最新の医療事情を反映したものとなっている。

　日本臨床腫瘍学会は，日本頭頸部外科学会および日本口腔外科学会と共に学会間の診療連携協力を推進することを決定した。この連携プログラムにおいては，耳鼻咽喉科・頭頸部外科医や歯科・口腔外科医と腫瘍内科医が協力して頭頸部がんの患者さんを診療するのみならず，お互いの知識を高め合う教育面での連携も取り入れている。

　このように，大きく進歩・発展するがゆえに，より複雑化する医療を適正に推進するためには，職種間連携・学会間連携・社会との連携は必須のものである。本ガイダンスが，頭頸部がん薬物療法を適正に推進するための一助となり，ひいては患者さんとそのご家族によりよい医療を届ける指標となれば幸いである。

2018年10月

　　　　　　　　　　　　　　　　　　　日本臨床腫瘍学会ガイドライン委員会　委員長
　　　　　　　　　　　　　　　　　　　九州大学大学院医学研究院胸部疾患研究施設教授

　　　　　　　　　　　　　　　　　　　　　　　　　　中西　洋一

発刊にあたり（第1版）

　頭頸部がんは口唇・口腔，鼻腔・副鼻腔，上咽頭，中咽頭，下咽頭，喉頭，大唾液腺，甲状腺，頸部食道に発生したがんの総称で，扁平上皮癌，腺癌，リンパ腫，悪性黒色腫，肉腫など多彩ながんが含まれます。このような多岐にわたる頭頸部がんの治療にかかわるのは頭頸部外科医に加え，腫瘍内科医，放射線治療医，形成外科医，放射線診断・IVR医，緩和ケア医，精神腫瘍医，皮膚科医などの医師・歯科医師や看護師，薬剤師，栄養士，言語聴覚士，理学療法士，医療ソーシャルワーカーなどのメディカルスタッフであり，多職種によるチーム医療が特に必要ながん腫です。

　頭頸部がんの治療ではがん腫に加えて発生部位毎の特殊性も考慮する必要がありますが，手術，放射線を中心とした従来の治療から薬物療法の進歩にともない薬物療法の比重が急速に増しています。国内では日本頭頸部癌学会より『頭頸部癌診療ガイドライン』が刊行されていますが，薬物療法の記述は必ずしも十分ではありませんでした。

　このようななか，頭頸部がん治療にかかわるすべての診療科の医師やメディカルスタッフが薬物療法に対する共通の理解のもとに治療にあたることが必要と考えられ，日本頭頸部癌学会の協力のもと日本臨床腫瘍学会で本ガイダンスを作成することとなりました。本ガイダンスは自治医科大学の藤井博文教授を部会長として多くの委員・協力委員・評価委員のご尽力により作成されました。このような素晴らしいガイダンスを作成された各委員に敬意を表したいと思います。

　本ガイダンスは『頭頸部がん薬物療法ガイダンス』という名称ではありますがチーム医療に配慮した内容で，発生部位による特殊性にも対応できるようになっています。本ガイダンスがチーム医療としての頭頸部がん治療の質向上をもたらし，頭頸部がん患者さんの生存率およびQOLの向上に寄与するものと大いに期待しています。

2015年7月

公益社団法人日本臨床腫瘍学会
理事長　大江裕一郎

発刊によせて（第1版）

　根拠に基づく医療（Evidence-based medicine：EBM）が浸透し，進歩し続ける医療技術を適正に利用することの必要性からガイドラインが生まれ，近年，厚生労働省の後押しのなか，わが国の各種学会や研究会，団体において，さまざまな疾患や病態のガイドラインが作成されるようになった。結果，今やまさに百花繚乱の如く多数のガイドラインが刊行される状況になっている。しかし，これだけ多くのガイドラインが世に出てきていても，日進月歩の医療が高度に専門分化している臨床現場では，錯綜する医療情報とともに，相も変わらず混乱と誤解が渦巻いており，適正な医療がすべての医療機関で実現できているとは言い難い。実直な多くの医療者は，実践的で確かな臨床上の指針を常に求めている。

　大江理事長の「発刊にあたり」のなかでも述べられているように，日本頭頸部癌学会からすでに『頭頸部癌診療ガイドライン』が刊行されている状況であったが，その中で薬物療法の記述は必ずしも十分ではなかった。それに加えて，近年，進歩が著しく，治療体系も複雑化し，臨床現場で適正な診療を行うことが難しくなってきている頭頸部がん薬物療法に関して，─ 先のガイドラインを補う指針が必要ではないか ─ という日本臨床腫瘍学会会員の多くの声が寄せられた。そこで，『頭頸部癌診療ガイドライン』を補完するものとして，本書が企画された。このように，特殊な背景のなかで薬物療法に特化した"診療指針"が作成されたのである。本ガイダンスの企画，検討，作成にあたっては，藤井博文ガイダンス作成部会長を中心に，日本臨床腫瘍学会のがん薬物療法専門医，日本頭頸部癌学会とそのガイドライン委員会メンバーである外科医，放射線腫瘍医など，現場で実際に頭頸部がん診療を担っている作成部会メンバーに加えて，日本臨床腫瘍学会事務局など多くの方々の無償のご尽力をいただいた。さらに本ガイダンスの出版にあたり，金原出版の編集の方々にも大変お世話になった。この場を借りてすべての関係者に深く御礼申し上げる。

　本ガイダンスが，臨床腫瘍医のみならず，さまざまな分野・領域のメディカルスタッフの診療にお役に立てることができればこれ以上の喜びはない。ガイドライン/ガイダンスが"生きた指針"であり続けるためには，多くの人が実際利用して厳しく評価をいただくこと，客観的な有用性を検証すること，日進月歩の医療に即していくこと，そしてこれらをもとに適切に改訂していくことがもっとも重要であると認識している。

　2015年7月

公益社団法人日本臨床腫瘍学会
ガイドライン委員長　室　　圭

日本臨床腫瘍学会　頭頸部がん薬物療法ガイダンス第2版作成部会

（五十音順）

部会長	藤井	博文	自治医科大学臨床腫瘍部
副部会長	田原	信	国立がん研究センター東病院頭頸部内科
委　員	岡野	晋	国立がん研究センター東病院頭頸部内科
	清田	尚臣	神戸大学医学部附属病院腫瘍・血液内科
	古平	毅	愛知県がんセンター中央病院放射線治療科
	全田	貞幹	国立がん研究センター東病院臨床開発センター 粒子線医学開発分野
	中島	寅彦	国立病院機構九州医療センター耳鼻咽喉科
	松浦	一登	宮城県立がんセンター頭頸部外科
	横田	知哉	静岡県立静岡がんセンター消化器内科
協力委員	今村	善宣	神戸大学医学部附属病院腫瘍・血液内科
	瓜生	英興	国立病院機構九州医療センター耳鼻咽喉科
	榎田	智弘	国立がん研究センター東病院頭頸部内科
	小野澤祐輔		静岡県立静岡がんセンター原発不明科
	神田	亨	静岡県立静岡がんセンターリハビリテーション科
	鈴木	千晶	神戸大学医学部附属病院腫瘍・血液内科
	田中	薫	近畿大学医学部附属病院腫瘍内科
	田沼	明	静岡県立静岡がんセンターリハビリテーション科
	仲野	兼司	がん研究会有明病院総合腫瘍科
	野村	基雄	京都大学医学部附属病院がん薬物治療科
	濱内	諭	静岡県立静岡がんセンター消化器内科
	林	秀敏	近畿大学医学部附属病院腫瘍内科
	藤澤	孝夫	国立がん研究センター東病院頭頸部内科
	茂木	厚	国立がん研究センター東病院放射線治療科
	森	美鈴	自治医科大学臨床腫瘍部
外部評価委員	赤羽	宏	銀座法律事務所
	遠藤	一司	日本病院薬剤師会

加賀美芳和	昭和大学医学部放射線医学放射線治療学部門
中西　洋一	九州大学大学院胸部疾患研究施設
丹生　健一	神戸大学大学院医学研究科耳鼻咽喉科頭頸部外科学分野
馬場　英司	九州大学大学院医学研究院九州連携臨床腫瘍学講座
林　　隆一	国立がん研究センター東病院頭頸部外科

「頭頸部がん薬物療法ガイダンス 第2版」の利益相反事項の開示について

　本ガイダンスは，日本医学会が定めた「診療ガイドライン策定参加資格基準ガイダンス（平成29年3月）」に準拠した上で作成された。
　報告対象とする企業等（以下，報告対象企業等とする）は，医薬品・医療機器メーカー等医療関係企業一般並びに医療関係研究機関等の企業・組織・団体とし，医学研究等に研究資金を提供する活動もしくは医学・医療に関わる活動をしている法人・団体等も含めた。

＜利益相反事項開示項目＞
該当する場合具体的な企業名（団体名）を記載，該当しない場合は"該当なし"と記載する。

1. 本務以外に団体の役員，顧問職の報酬として，年間100万円以上受領している報告対象企業名
2. 株の保有（当該全株式の5％以上）と，その株式から得られた利益として，年間100万円以上受領している報告対象企業名
3. 特許権使用料の報酬として，年間100万円以上受領している報告対象企業名
4. 会議の出席（発表，助言など）に対する講演料や日当として，年間50万円以上受領している報告対象企業名
5. パンフレット，座談会記事等に対する原稿料として，年間50万円以上受領している報告対象企業名
6. 年間100万円以上の研究費（産学共同研究，受託研究，治験など）を受領している報告対象企業名
7. 年間100万円以上の奨学（奨励）寄附金を受領している報告対象企業名
8. 企業などが提供する寄附講座に所属し，100万円以上の寄附金が実際に割り当てられた報告対象企業名
9. 年間5万円以上の旅行，贈答品などの報告対象企業名

下記に本ガイダンスの作成にあたった委員の利益相反状態を開示します。

氏名（所属機関）	開示項目1 / 開示項目6	開示項目2 / 開示項目7	開示項目3 / 開示項目8	開示項目4 / 開示項目9	開示項目5
藤井 博文（自治医科大学）	該当なし	該当なし	該当なし	大鵬薬品	該当なし
	日本放射線腫瘍学研究機構	大鵬薬品，小野薬品工業，第一三共，ヤクルト，中外	該当なし	該当なし	
岡野 晋（国立がん研究センター東病院）	該当なし	該当なし	該当なし	該当なし	該当なし
	該当なし	該当なし	該当なし	該当なし	
清田 尚臣（神戸大学）	該当なし	該当なし	該当なし	ブリストルマイヤーズ・スクイブ，小野薬品工業，エーザイ，バイエル薬品	該当なし
	アストラゼネカ，小野薬品工業，ブリストルマイヤーズ・スクイブ，日本ベーリンガーインゲルハイム，エーザイ	該当なし	該当なし	該当なし	
古平 毅（愛知県がんセンター中央病院）	該当なし	該当なし	該当なし	メルクセローノ	該当なし
	該当なし	該当なし	該当なし	該当なし	
全田 貞幹（国立がん研究センター東病院）	該当なし	該当なし	該当なし	メルクセローノ	該当なし
	該当なし	該当なし	該当なし	該当なし	

（続く）

(続き)

	氏名（所属機関）	利益相反開示項目				
		開示項目1	開示項目2	開示項目3	開示項目4	開示項目5
		開示項目6	開示項目7	開示項目8	開示項目9	
作成委員	田原 信 （国立がん研究センター東病院）	該当なし	該当なし	該当なし	エーザイ，メルクセローノ，小野薬品工業，ブリストルマイヤーズ・スクイブ	該当なし
		アストラゼネカ，MSD，小野薬品工業，バイエル薬品，ファイザー	該当なし	該当なし	該当なし	
	中島 寅彦 （国立病院機構九州医療センター）	該当なし	該当なし	該当なし	該当なし	該当なし
		小野薬品工業	該当なし	該当なし	該当なし	
	松浦 一登 （宮城県立がんセンター）	該当なし	該当なし	該当なし	該当なし	該当なし
		大塚製薬，日本ベーリンガーインゲルハイム，アストラゼネカ，MSD	該当なし	該当なし	該当なし	
	横田 知哉 （静岡県立静岡がんセンター）	該当なし	該当なし	該当なし	メルクセローノ	該当なし
		アストラゼネカ，ナノキャリア，ファイザー，大塚，小野薬品工業，日本ベーリンガーインゲルハイム，MSD，サノフィ	該当なし	該当なし	該当なし	
協力委員	今村 善宣 （神戸大学）	該当なし	該当なし	該当なし	該当なし	該当なし
		該当なし	該当なし	該当なし	該当なし	
	瓜生 英興 （九州医療センター）	該当なし	該当なし	該当なし	該当なし	該当なし
		該当なし	該当なし	該当なし	該当なし	
	榎田 智弘 （国立がん研究センター東病院）	該当なし	該当なし	該当なし	該当なし	該当なし
		該当なし	該当なし	該当なし	該当なし	
	小野澤 祐輔 （静岡県立静岡がんセンター）	該当なし	該当なし	該当なし	該当なし	該当なし
		該当なし	該当なし	該当なし	該当なし	
	神田 亨 （静岡県立がんセンター）	該当なし	該当なし	該当なし	該当なし	該当なし
		該当なし	該当なし	該当なし	該当なし	
	鈴木 千晶 （神戸大学）	該当なし	該当なし	該当なし	該当なし	該当なし
		該当なし	該当なし	該当なし	該当なし	

(続く)

(続き)

氏名（所属機関）	利益相反開示項目				
	開示項目1	開示項目2	開示項目3	開示項目4	開示項目5
	開示項目6	開示項目7	開示項目8	開示項目9	
協力委員 田中 薫（近畿大学）	該当なし	該当なし	該当なし	該当なし	該当なし
	該当なし	該当なし	該当なし	該当なし	
田沼 明（静岡県立静岡がんセンター）	該当なし	該当なし	該当なし	該当なし	該当なし
	該当なし	該当なし	該当なし	該当なし	
仲野 兼司（がん研有明病院）	該当なし	該当なし	該当なし	該当なし	該当なし
	該当なし	該当なし	該当なし	該当なし	
野村 基雄（京都大学）	該当なし	該当なし	該当なし	該当なし	該当なし
	該当なし	該当なし	該当なし	該当なし	
濱内 諭（静岡県立静岡がんセンター）	該当なし	該当なし	該当なし	該当なし	該当なし
	該当なし	該当なし	該当なし	該当なし	
林 秀敏（近畿大学）	該当なし	該当なし	該当なし	アストラゼネカ，小野薬品工業，ブリストルマイヤーズ・スクイブ	該当なし
	アストラゼネカ，日本ベーリンガーインゲルハイム，小野薬品工業，ブリストルマイヤーズ・スクイブ	該当なし	該当なし	該当なし	該当なし
藤澤 孝夫（国立がん研究センター東病院）	該当なし	該当なし	該当なし	該当なし	該当なし
	該当なし	該当なし	該当なし	該当なし	
茂木 厚（国立がん研究センター東病院）	該当なし	該当なし	該当なし	該当なし	該当なし
	該当なし	該当なし	該当なし	該当なし	
森 美鈴（彩の国東大宮メディカルセンター）	該当なし	該当なし	該当なし	該当なし	該当なし
	該当なし	該当なし	該当なし	該当なし	
外部評価委員 赤羽 宏（銀座法律事務所）	該当なし	該当なし	該当なし	該当なし	該当なし
	該当なし	該当なし	該当なし	該当なし	
遠藤 一司（日本病院薬剤師会）	該当なし	該当なし	該当なし	該当なし	該当なし
	該当なし	該当なし	該当なし	該当なし	

(続く)

(続き)

氏名(所属機関)		利益相反開示項目				
		開示項目1	開示項目2	開示項目3	開示項目4	開示項目5
		開示項目6	開示項目7	開示項目8	開示項目9	
外部評価委員	加賀美 芳和 (昭和大学)	該当なし	該当なし	該当なし	該当なし	該当なし
		該当なし	該当なし	該当なし	該当なし	
	中西 洋一 (九州大学)	該当なし	該当なし	該当なし	小野薬品工業,ファイザー,日本ベーリンガーインゲルハイム,日本イーライリリー,MSD,アストラゼネカ	該当なし
		大鵬薬品	小野薬品工業,大鵬薬品,中外,アステラス,旭化成,日本イーライリリー,第一三共,協和発酵キリン	該当なし	該当なし	
	丹生 健一 (神戸大学)	該当なし	該当なし	該当なし	小野薬品,ブリストルマイヤーズ・スクイブ	該当なし
		該当なし	該当なし	該当なし	該当なし	
	馬場 英司 (九州大学)	該当なし	該当なし	該当なし	日本イーライリリー,中外,小野薬品工業	該当なし
		日本イーライリリー,MSD	大鵬薬品,メルクセローノ,武田薬品工業,日本イーライリリー,小野薬品工業,中外	該当なし	該当なし	
	林 隆一 (国立がん研究センター東病院)	該当なし	該当なし	該当なし	該当なし	該当なし
		該当なし	該当なし	該当なし	該当なし	

(敬称略)

本ガイダンス策定に関連して,資金を提供した企業
該当なし

2018年9月13日現在

＊本ガイダンス発行から過去3年分の利益相反関連事項を開示しています。
＊学会の事業活動に関連して資金提供いただいた企業は,日本臨床腫瘍学会ホームページにて公開しております。
＊合併に伴う社名変更などもありますが企業等との経済的関係が発生した時期について記載しています。

日本臨床腫瘍学会　利益相反問題管理委員会

■目　次■

はじめに ... 1
 1　頭頸部がん薬物療法ガイダンスの目的 ... 1
 2　第2版改訂の目的 ... 2
 3　本ガイダンスの対象 ... 2
 4　本ガイダンス使用時の注意点 ... 3
 5　本ガイダンス作成の過程 ... 3
 6　本ガイダンス発刊後の改訂 ... 5
 7　資金 ... 5
 8　利益相反に関して ... 5
 9　本ガイダンスの普及 ... 6
 10　本ガイダンスの評価 ... 6

I　総論

A　頭頸部がん治療の実際 ... 8
 1　頭頸部がん ... 8
 2　頭頸部がんにおける集学的治療の重要性 ... 9
 3　頭頸部がんのチーム医療における各職種の役割 ... 9
  1）治療チーム ... 9
  2）診断チーム ... 11
  3）支持療法・生活支援チーム ... 12

B　頭頸部がん治療における薬物療法の考え方と管理 ... 13
 1　頭頸部がん治療における薬物療法の意義と目的 ... 13
 2　頭頸部がんに用いられる薬物 ... 13
 3　頭頸部がんで行われる薬物療法の管理 ... 13
 4　本ガイダンスに記載している主な治療の費用 ... 15

C　頭頸部がん薬物療法開始時のチェック項目 ... 16
 1　全身状態・腫瘍関連症状 ... 16
 2　心機能 ... 17
 3　呼吸状態・肺機能 ... 18
 4　腎機能 ... 18
 5　肝機能 ... 18
 6　骨髄機能 ... 19

- 7 歯科診察 ··· 19
- 8 過敏症など ·· 19
- 9 耐糖能 ·· 19
- 10 内分泌系 ·· 19
- 11 その他，がん薬物療法の臨床試験における除外規準等からみた注意点 ················ 20

D 局所進行頭頸部がんで行われる薬物療法 ·· 21
- 1 化学放射線療法（分子標的薬を含む）·· 21
  - 1）化学放射線療法の原理 ·· 21
  - 2）化学放射線療法の意義・目的・適応・方法 ·· 21
  - 3）切除可能例における喉頭温存希望患者に対する化学放射線療法 ······················· 22
  - 4）切除不能例に対する化学放射線療法 ··· 23
  - 5）Cmab-RT の意義・目的・適応・注意点 ··· 23
  - 6）Cmab-RT と CRT との比較 ·· 24
  - 7）化学放射線療法や Cmab-RT における支持療法の意義 ··································· 25
- 2 動注化学放射線療法（進行上顎洞癌，その他） ··· 26
- 3 導入化学療法 ·· 26
  - 1）切除可能例における導入化学療法の意義・目的・適応 ··································· 27
  - 2）導入化学療法後の治療選択 ·· 28
  - 3）切除不能局所進行例における導入化学療法の意義・目的・適応 ······················· 28
  - 4）導入化学療法時の支持療法 ·· 29
- 4 術後治療 ··· 31
  - 1）術後再発高リスク患者に対する術後化学放射線療法 ······································ 31
  - 2）術後化学療法，放射線治療後化学療法の意義 ·· 33

E 再発・転移頭頸部がんに対する薬物療法 ··· 35
- 1 再発・転移頭頸部がんに対する標準的な初回薬物療法と，その意義・目的・適応 ···· 35
- 2 再発・転移頭頸部扁平上皮癌に対する初回薬物療法 ·· 35
- 3 二次治療以降の薬物療法 ··· 36
- 4 再発・転移唾液腺癌に対する薬物療法 ·· 37

F 頭頸部がん治療における支持療法 ·· 39
- 1 治療中に推奨される栄養補給路 ·· 39
- 2 頭頸部がん薬物療法における栄養管理 ··· 40
- 3 粘膜障害の管理 ··· 41
  - 1）頭頸部がんに対する CRT に伴う口腔粘膜炎 ·· 41
  - 2）歯科受診 ·· 42
  - 3）口腔ケア ·· 42
  - 4）疼痛治療 ·· 42

- 5）感染を併発した場合の治療 ... 43
- 4 放射線皮膚炎 ... 43
- 5 Cmab に対する支持療法 ... 44
  - 1）infusion reaction（IR） ... 44
  - 2）皮膚毒性 ... 45
  - 3）薬剤性間質性肺炎 ... 46
  - 4）低マグネシウム血症 ... 46
- 6 免疫チェックポイント阻害薬の支持療法 ... 47

G 頭頸部がん治療における効果判定と治療後の経過観察 ... 50
- 1 頭頸部がん初回治療後の経過観察 ... 50
  - 1）診察，内視鏡検査，口腔ケア ... 50
  - 2）画像検査 ... 50
  - 3）血液検査，腫瘍マーカー ... 51
- 2 頭頸部がん治療における効果判定 ... 51
  - 1）はじめに ... 51
  - 2）RECIST の解釈 ... 52
- 3 局所進行頭頸部がん ... 54
  - 1）放射線治療単独療法または化学放射線療法後の効果判定 ... 54
  - 2）導入化学療法後の効果判定 ... 55
  - 3）再発・転移頭頸部扁平上皮癌の治療効果判定 ... 55

H 頭頸部がんにおける機能障害とその対処 ... 57
- 1 放射線治療後の嚥下障害 ... 57
- 2 嚥下リハビリテーションの効果 ... 57
  - 1）臨床的評価 ... 57
  - 2）生理学的評価 ... 57

参考文献 ... 59

II 各論

A 臓器別 CQ ... 72
- 1 上咽頭
  - CQ1 上咽頭癌は早期であっても化学放射線療法が推奨されるか？ ... 72
  - CQ2 上咽頭癌に対して Cmab-RT の実施は推奨されるか？ ... 74
  - CQ3 上咽頭癌において導入化学療法（ICT）を含んだ治療戦略は推奨されるか？ ... 75
  - CQ4 再発・転移上咽頭癌に対して薬物療法は推奨されるか？ ... 77
- 2 舌・口腔
  - CQ5 舌・口腔癌に対する術前化学療法・術前化学放射線療法は有用か？ ... 79

3 中咽頭
- **CQ6** HPV 感染の有無に基づいた治療選択は推奨されるか？ ... 81

4 原発不明頸部転移癌
- **CQ7** 原発不明頸部転移癌のみに対しての初回治療に，手術療法を選択すべきか，化学放射線療法を選択すべきか？ ... 86
- **CQ8** 原発不明頸部転移癌術後，高リスク（断端陽性もしくはリンパ節転移被膜外浸潤）であった場合，化学放射線療法は有用か？ ... 87
- **CQ9** 原発不明頸部転移癌で病理診断が扁平上皮癌の場合に，化学放射線療法で併用する抗がん薬は何がよいか？ ... 88

B 治療別 CQ　89

1 化学放射線療法
- **CQ10** 遠隔転移を有する上咽頭癌において，局所制御目的の緩和的化学放射線療法は適応となるか？ ... 89
- **CQ11** 遠隔転移を有する上咽頭癌以外の頭頸部がんにおいて，原発巣や頸部リンパ節に対する局所治療は有用か？ ... 91
- **CQ12** 放射線治療歴のある切除不能な頭頸部扁平上皮癌局所再発に対する化学療法は推奨されるか？ ... 92
- **CQ13** 頭頸部がん局所再発に対する救済手術後の術後化学放射線療法は推奨されるか？ ... 94
- **CQ14** 鼻腔癌に薬物療法は推奨されるか？ ... 96

2 免疫療法
- **CQ15** PD-L1 発現率をもとに免疫チェックポイント阻害薬の適応を判断すべきか？ ... 98
- **CQ16** 免疫チェックポイント阻害薬による治療で進行が認められた場合，治療継続はどうすべきか？ ... 100

索　引 ... 102

略語一覧

略語	英文	和文
5-FU	fluorouracil	フルオロウラシル
ADM	adriamycin/doxorubicin	アドリアマイシン/ドキソルビシン
Arg	arginine	アルギニン
CBDCA	carboplatin	カルボプラチン
CDDP	cisplatin	シスプラチン
CDDP-RT	cisplatin+radiotherapy	シスプラチン+放射線治療
CDGP	nedaplatin	ネダプラチン
Cmab	cetuximab	セツキシマブ
Cmab-RT	cetuximab+radiotherapy	セツキシマブ+放射線治療
CQ	clinical question	臨床上の疑問点・問題点
CRT	chemoradiotherapy/chemoradiation	化学放射線療法
DFS	disease-free survival	無病生存期間
DTX	docetaxel	ドセタキセル
EBM	evidence-based medicine	根拠に基づく医療
EBV	Epstein-Barr virus	エプスタイン・バールウイルス
ECOG	Eastern Cooperative Oncology Group	
EGFR	epidermal growth factor receptor	上皮成長因子受容体
ENE	extranodal extension	節外浸潤
FN	febrile neutropenia	発熱性好中球減少症
FOIS	functional oral intake scale	嚥下機能評価スケール
G-CSF	granulocyte-colony stimulating factor	顆粒球コロニー刺激因子
HMB	β-hydroxy-β-methylbutyrate	β-ヒドロキシイソ吉草酸
HPV	human papilloma virus	ヒトパピローマウイルス
ICR	incomplete resection	切除断端陽性
ICT	induction chemotherapy	導入化学療法
IFM	ifosfamide	イフォスファミド
IMRT	intensity modulated radiation therapy	強度変調放射線治療
IR	infusion reaction	薬剤投与中または投与開始後24時間以内に現れる症状
irAE	immune-related adverse event	免疫関連有害事象
ITT	intention to treat	治療意図に基づく(解析)
IVR	interventional radiology	画像下治療
KPS	Karnofsky perforamance status	Karnofskyによる全身状態の指標
LFS	laryngectomy free survival	無喉頭切除生存割合
LRC	locoregional control	局所病勢コントロール期間
MASA	Mann assessment of swallowing ability	Mannによる嚥下能力評価法

(続く)

(続き)

略語	英文	和文
MDADI	M.D. Anderson dysphagia inventory	M.D. Anderson Cancer Centerによる嚥下障害に関するQOLスコア
MINO	minocycline	ミノサイクリン
MST	median survival time	生存期間中央値
MTX	methotrexate	メトトレキサート
NST	nutrition support team	栄養サポートチーム
OS	overall survival	全生存期間
PD-L1	programmed death ligand 1	プログラム細胞死リガンド-1
PF	CDDP+5-FU (cisplatin+fluorouracil)	シスプラチン+フルオロウラシル
PF-RT	cisplatin+fluorouracil+radiotherapy	シスプラチン+フルオロウラシル+放射線治療
PFS	progression-free survival	無増悪生存期間
PS	performance status	全身状態の指標
Pt	platinum	白金（系抗がん薬）
PTH	parathyroid hormone	副甲状腺ホルモン
PTX	paclitaxel	パクリタキセル
QOL	quality of life	生活の質
RCT	randomized controlled trial	ランダム化比較試験
RR	response rate	奏効割合
RT	radiotherapy	放射線治療
S-1		テガフール・ギメラシル・オテラシルカリウム配合剤
STD	sexually transmitted desease	性感染症
TGF	tegafur	テガフール
Tmab	trastuzumab	トラスツズマブ
TPF	DTX+CDDP+5-FU (docetaxel+cisplatin+fluorouracil)	ドセタキセル+シスプラチン+フルオロウラシル
TRPM6	transient receptor potential melastin 6	
VLB	vinblastine	ビンブラスチン
UFT		テガフール・ウラシル配合剤
WHO	World Health Organization	世界保健機関

はじめに

1 頭頸部がん薬物療法ガイダンスの目的

　頭頸部がん治療は，この領域が多彩な機能や整容性を重視する臓器の集合体であることから，生存期間の延長のみならず侵襲を受けた治療後のQOL（Quality of life）にも配慮することが重要であると考えられている。そのため，診断・治療だけでなく生活への配慮も加えた個別な内容が要求されており，この全人的なケアを高い専門性をもった多職種協働のチーム医療の体制で行うことが勧められている。早期の頭頸部がんであれば手術や放射線治療単独で治癒をもたらすが，局所進行がんでは，手術，放射線治療，薬物療法を組み合わせた集学的治療を必要とする。一方で頭頸部がんにおける薬物療法は，単独で治癒をもたらすことはできず，生存・機能温存・症状緩和などを目的として行われている。薬剤としては，殺細胞性抗がん薬のみならず，分子標的薬が化学療法や放射線治療とも併用され，さらに新規薬剤として免疫チェックポイント阻害薬が登場し，さらにup frontでの治療開発も進められてきている。今後，免疫療法が大きく標準治療を変貌させる可能性もあり頭頸部がん薬物療法の重要性がさらに高まってきている。また，本邦の頭頸部がん治療における薬物療法の主となる担当医師のほとんどは耳鼻咽喉科医・頭頸部外科医であり，日本臨床腫瘍学会のがん薬物療法専門医も増加しているが，頭頸部がんに関与しているのは薬物療法の管理の場面が主体で，頭頸部がん治療の本質的な意義を理解して行うには治療開発の経緯を含む周知の内容を熟知しておく必要があると考えられた。このように頭頸部がん薬物療法における，個別化，多彩な治療法の中での役割，診断～治療～経過観察の長期の経過で発生する多様な問題と管理，新たなエビデンス創出のための研究等に対応していくために，本ガイダンスを作成した。

　治療方法を適切に選択するだけでなく，それらをいかに管理してエビデンスで示されている治療成績を再現していくかが重要であり，以下を本ガイダンスの目的としている。

1) 頭頸部がん薬物療法（化学放射線療法を含む）の意義に関する理解を深める
2) 病態に応じた適切な適応を示す
3) 頭頸部がん治療における多職種協働のチーム医療を示す
4) 支持療法に関する知識を深める

　これらにより，本邦の頭頸部がん診療が過不足なくより適切に実施され，患者・家族の利益につながることが期待される。

2 第2版改訂の目的

初版が2015年7月に発刊されたが，この間に新規薬剤として免疫チェックポイント阻害薬が登場し，HPV（human papilloma virus）の知見が加わり，「AJCC 8th edition cancer staging」や「頭頸部癌取扱い規約第6版」の改訂，「頭頸部癌診療ガイドライン2018年版」の刊行などがあり，現状に即した対応が必要になってきたため，改訂し第2版を発刊することとなった。

3 本ガイダンスの対象

頭頸部がん治療は，図1に示すようなメンバーが多職種協働のチーム医療を組んで全人的なケアを提供することにより，患者とその家族が支えられている。本ガイダンスの対象は，頭頸部がんにおける抗がん薬を処方する臨床医のみならず，薬物療法の実施や管理に関与する多職種も対象となるように配慮した。免疫チェックポイント阻害薬の免疫関連有害事象（immune-related adverse

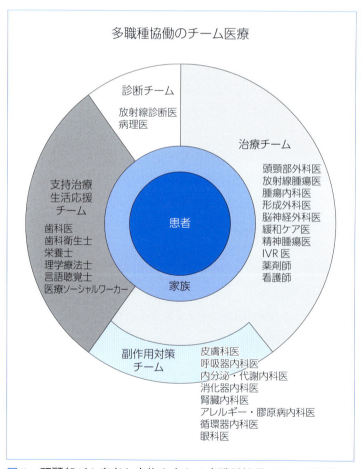

図1 頭頸部がん患者と家族を支える多職種協働のチーム医療

events：rAE）においては，従来の抗がん薬とは全く異なる性質のもので，発現時期の予測が困難であり，適切な対応・処置の遅れが致命的になる危険性があるなど，さらなる連携の拡大を含めた管理体制が必須となってきており，一助的なものであってもチームのメンバーに含めておく必要がある。

4 本ガイダンス使用時の注意点

　本ガイダンスは，作成時点における最も実績のある標準治療を提示しているものであり，記載した適応や内容を強制するものではなく，また異なる方法の施行について規制することを目的としてはいない。最終的にはEBM（evidenced based medicine）の考え方に基づき，提示内容（research evidence）と，施設側の要因（経験・技術・人員等）（clinical expertise），背景因子（全身状態等，patients values & circumstances），患者希望（喉頭温存 or 非温存等，patient preference）を考慮し，患者・家族と医療者間で話し合い理解・納得を得たうえで決定していく。一方で，ここで推奨する方法と異なる治療を行う場合，その理由の説明も加えるべきである。

　参考文献のほとんどが海外からで，メタアナリシスやランダム化比較試験（randomized controlled trial：RCT）などエビデンスレベルは高いものになっているが，用いている薬剤の投与量は単剤の極量であることも多い。実地診療では高齢者や合併症を有する背景をもつ場合も多く，あくまでも臨床試験の適格性を満たした集団における結果から導かれたものであることを認識しておく。また，投与量は成人を対象としたものであり，小児には対応していない。

　本ガイダンスの記述内容については，日本臨床腫瘍学会が責任を負うものとするが，治療結果に関する責任は直接の治療担当者に帰属するもので，日本臨床腫瘍学会および頭頸部がん薬物療法ガイダンス作成部会は責任を負わない。また，本ガイダンスの内容は，医療訴訟などの資料となるものではない。

5 本ガイダンス作成の過程

1）頭頸部がん薬物療法ガイダンス作成のための組織

　日本臨床腫瘍学会ガイドライン委員会に頭頸部がん薬物療法ガイダンス作成部会が設置され，選出された作成部会委員と各作成部会委員が依頼した作成協力者を構成員とした。また，日本臨床腫瘍学会ガイドライン委員，ならびに専門家が評価を行った。

2）ガイダンス作成

　頭頸部がん治療開始の時点から始まる集学的治療チームに参加する職種の役割を示すとともに，作成部会委員全員からEBMに則った治療選択，薬物療法開始の準備～実施中の管理～治療終了後の観察，再発への対応，という一連の経過中の課題，かつ「頭頸部癌診療ガイドライン2013年版」で取り上げていない，十分ではない項目を収集し，ガイダンスとして採択すべきか否かを協議して

表1 抄録のエビデンスレベル分類

GLGL v. 4	
Ⅰ	システマティックレビュー/メタアナリシス
Ⅱ	一つ以上のランダム化比較試験による
Ⅲ	非ランダム化比較試験による
Ⅳ	分析疫学的研究（コホート研究・症例対象研究など）
Ⅴ	記述研究（症例報告やケースシリーズ）による
Ⅵ	患者データに基づかない，専門家委員会や専門家個人の意見

表2 Minds 推奨グレード

推奨グレード	内容
A	強い科学的根拠があり，行うよう強く勧められる
B	科学的根拠があり，行うよう勧められる
C1	科学的根拠はないが，行うよう勧められる
C2	科学的根拠がなく，行うことは勧められない
D	無効性あるいは害を示す科学的根拠があり，行わないよう勧められる

（Minds 診療ガイドライン選定部会監修，福井次矢ほか編：Minds 診療ガイドライン作成の手引き 2007．p16．医学書院，2007）

内容を決定し，「総論」と「各論（Clinical Question：CQ）」の二部構成とした。総論は主に薬物療法を行ううえで知っておかなければならない基本的な内容とし，支持療法については作成協力者へ依頼し，課題の網羅を目指した。CQ は臨床上重要で，キャンサーボードでも議論になるような専門的な内容も含めて構成し，参考文献における有効性と安全性のエビデンスを十分検討し推奨度を決定した。

文献検索については，設定した内容について各委員が Key Word を設定し検索式を立て PubMed，MEDLINE，医中誌，関連文献などで検索し，表1のようなエビデンスレベルや医学的な重要度の観点から文献を選択し，また本邦や諸外国の各種ガイドライン，総論文献などの二次資料なども活用した。

総論については，頭頸部がん独自の背景，診療の体制と管理，薬物療法の場面，治療終了後の管理を含めた基本的な内容となっている。推奨される治療方法は，エビデンスが基本であることを原則としているが，そのほとんどは海外からの報告でありそのまま本邦の実地診療に外挿が困難な可能性も考慮した。内容によっては推奨グレードの低いものもあり，解説を作成している。

本ガイダンスの推奨グレードは表2のような，A，B，C1，C2，D の5段階で構成される Minds（Medical Information Network Distribution Service）の方法を採用した。推奨グレードの判断は，エビデンスレベル，エビデンスの数と解釈の違い，臨床的な貢献度，適用範囲，害やコストに関する内容などを部会内で検討しコンセンサスも含めて決定した。各グレードについては，A：再現性

のある複数のランダム化比較試験や信頼のおけるメタアナリシスがある場合で強く勧める，B：ランダム化比較試験やそのサブ解析で信頼のおける結果がある場合で行うことが勧められる，C1：臨床第Ⅱ相試験や後方視的な検討で再現性のある結果はあり十分とはいえないが行うことを考慮してもよい，C2：小規模な臨床第Ⅱ相試験や少数の後方視的な検討しかなく有効性を支持する根拠が乏しく行うことは勧められない，D：害があり行わないことが勧められる，という位置づけとした。

作成された原稿は日本臨床腫瘍学会ガイドライン委員と日本頭頸部癌学会会員を含む専門家が独立して内容を評価し，パブリックコメントを参照して修正した。

3）第 2 版作成

初版作成時から 2017 年 10 月末までに報告された，頭頸部がん薬物療法の実地診療において重要と考えられる新規の内容を作成部会員内で協議し追加した。また，従来の解釈や推奨グレードの変更についても，エビデンスレベルを確認し，部会内のコンセンサスを得て行った。

6 本ガイダンス発刊後の改訂

本ガイダンスは新たな知見が得られた場合は適宜，新たな知見などがない場合でも約 3 年後を目処に改訂が必要かどうかを検討する予定である。新たな重要なエビデンスについては，前述のような作成過程を経て日本臨床腫瘍学会ホームページに，改訂とは別に速報として公開していく。

今回の改訂にあたっては，初版における作成過程を踏襲している。最近のガイドラインは全世界的に GRADE（Grading of Recommendation Assessment, Development and Evaluation）システムに基づいて作成されている傾向になってきており，次版においては最新の一般化された作成方法を採用しての改訂を予定している。

7 資金

本ガイダンス作成に要した資金はすべて日本臨床腫瘍学会が負担している。

8 利益相反に関して

日本臨床腫瘍学会では，ガイドラインやガイダンスの作成に関与した委員に対して，企業との経済的利害関係について，利益相反の申告を求めている。本ガイダンス作成に携わった委員全員が開示しており，日本臨床腫瘍学会利益相反問題管理委員会の審査を受け，問題となる利益相反のないことが確認されている。

9 本ガイダンスの普及

1）書籍としての出版
2）インターネットでの掲載
3）頭頸部がんの関連学会における啓発

10 本ガイダンスの評価

　アンケート調査による普及度，診療内容の変化，チーム医療の変化等の検討，悪性腫瘍登録を利用しての予後の変化の検討などを予定したい。

I

総論

頭頸部がん治療の実際

1 頭頸部がん

　頭頸部がんは頭頸部領域から発生したがんの総称であり,『頭頸部癌取扱い規約第6版』では,口唇および口腔,咽頭：中咽頭（p16陰性およびp16陽性）・上咽頭・下咽頭,喉頭（声門上部・声門・声門下部）,鼻腔および副鼻腔（上顎洞・篩骨洞）,原発不明癌（頸部リンパ節）,頭頸部管腔臓器の悪性黒色腫,大唾液腺,甲状腺の10の部位別分類が記載されている[1]。組織型は約90％が扁平上皮癌であるが,腺癌,リンパ腫,肉腫なども存在し,唾液腺腫瘍は稀ではあるものの良性で10,悪性で22に分類されるなど,頭頸部がんには全身に発生するほぼすべての腫瘍組織の多様性がある。

　本邦における頭頸部がんの発症は約5％程度で,世界的な動向とほぼ同様である。頭頸部癌学会悪性腫瘍登録[2]によれば,発生部位順位は口腔癌,喉頭癌,下咽頭癌,中咽頭癌となっている。発生要因に,喫煙,飲酒,HPV（human papilloma virus）,EBV（Epstein-Barr virus）などがある。喉頭癌は減少しているが中・下咽頭癌は増加しており,HPV感染の増加と飲酒の関連が考えられている。HPVはSTD（sexually transmitted disease）と考えられており,性行為の低年齢化や多様化から,特に中咽頭癌の増加原因として懸念されている。大量飲酒ではfield cancerizationによる多重癌の発症もある。EBVは上咽頭癌WHO分類におけるNon-keratinizing carcinomaの発症に関連し,中国・台湾・東南アジア（endemic region）に多い。好発年齢は60歳代で,50歳代は減少傾向にあるが,70～80歳代の増加を認めており,高齢化社会の反映が推察されている。

　治療の主体は手術療法と放射線療法で,制御の主眼は局所にあり,予後やQOLに大きく影響している。初診時には約60％が進行したStageⅢ/Ⅳであるため,薬物療法は初回治療の集学的治療の一環に組み込まれて行われることが多い。

　初診時においては,患者の多くが高齢で,長い喫煙・飲酒歴のため心疾患・肺疾患・肝障害などを併発していることがあり,また原疾患による嚥下障害のため摂食量が減少し既に顕著な体重減少・栄養障害をきたしていることも多い。そのため詳細な病歴聴取,全身の診察,基礎疾患と栄養状態も含めた全身状態の評価が必要である。さらに,予定する治療の完遂に支障をきたさぬよう開始前から支持療法（栄養補給路としての胃瘻造設,気道確保のための気管切開等）を実施しなければならない場合もある。また,同時性・異時性重複癌の状態であることも多いため,他科との連携が必要になることもある。提示する治療は,成功しても必ずしも患者・家族の満足につながらないこともあり,家族背景や生活状況,さらに本人と家族の認知度・理解度の確認が重要になる。

2 頭頸部がんにおける集学的治療の重要性

　頭頸部領域は多臓器の集合体で，複雑な解剖学的特徴と発声・嚥下・咀嚼など日常生活を営むうえで重要な多くの機能を担っている。大きな侵襲が加わる頭頸部がん治療においては，機能を維持しQOLを重視したうえでの生存が要求されるため，全人的な対応が必須である。治療開始にあたり，診断には確定診断のための生検と病理検査，病期決定のために画像診断や視診・触診によるがんの進展度と周辺臓器機能の状態把握，実施可能性評価には予定する治療に耐えられる全身状態の把握や合併症の評価がまず必要である。治療方針は，病期に応じ，蓄積されたエビデンスに則って決定されるが，合併症，臓器機能障害などによってはそのエビデンスが適応できないこともあり，また状況によっては治療選択肢が複数になることもある。年齢なども考慮した各治療法の実施の妥当性，患者・家族の希望，自施設での実施可能性（セカンドオピニオンを含む）のみならず，しばしば経験される社会的・精神的な問題（独居，生活保護，アルコール依存など）も考慮したきめ細やかな包括的な判断が必要になるため，単科での判断・活動には限界がある。

　キャンサーボードは，上記を踏まえて患者にとって最も推奨できる治療を決定するための多職種参加の集学的治療カンファレンスの場であり，その結果を患者に提示し，十分に理解され同意が得られたうえで最終的な治療方針とすべきである。また，専門的な知識と技術を有する多職種協働のチーム医療（Multidisciplinary Team）の体制で治療にあたることが推奨されている。キャンサーボードの利点としては，各分野の高い専門性の存在下で短時間に方針が決定され，情報共有によりチーム内での方向性が明確化され，密接かつ良好な人間関係のもとで活動ができる。また，治療方針に対する患者の安心感も増し，それが医療者と患者・家族とのより深い信頼関係につながる。このようなチーム医療による診療提供により生命予後の改善が見込めるとの報告もあり[3,4]，多彩・多様な頭頸部がん治療においては必要不可欠である。

3 頭頸部がんのチーム医療における各職種の役割

1）治療チーム

（1）頭頸部外科医

　初診時から主治医になることが多い。視診・触診，生検などの診断，手術療法，気管切開などの対症的な処置を担当しており，耳鼻咽喉科医も含まれている。口腔癌に対しては口腔外科が担当する施設もある。初回根治手術において放射線診断医と連携した完全切除の可否の判断は非外科治療の適応を論じるうえで不可欠であり，再発時の救済手術の可否の判断は生命予後に大きく影響するため重要である。治療開始前，治療開始後の嚥下機能評価も行っている。

(2) 放射線腫瘍医

手術療法と並ぶ根治治療である放射線療法を担当している。画像所見，手術所見，手術検体の病理所見などを参考にし，治療領域とその周囲の正常組織への影響を考慮しながら照射計画を行う。また骨転移などの緩和照射も担当している。さらに，放射線治療による晩期毒性にも対応している。

(3) 腫瘍内科医

がん薬物療法を担当し，化学放射線療法や導入化学療法といった根治を目指す治療，転移・再発症例への緩和的な治療，新規薬剤の開発での研究的な場面などで活動している。行う薬物療法の目的，期待される有効性と予測される毒性を説明し，既往症・合併症・生活習慣・性格などの因子も加味して全体を適切に評価し，安全に治療強度を保ちながら実施できるよう薬剤師，看護師，心理士などと連携して管理する。腫瘍関連症状の緩和や，治療中の合併症への対応も含め，主に全身的な管理を行っている。

(4) 形成外科医

切除に伴う組織欠損をはじめ，皮膚・軟部組織・腸管などの遊離移植や皮弁による再建，容姿の変化，機能障害，放射線治療後の下顎骨壊死などの合併症などに対して，さまざまな技術を駆使し，治療成績のみならずQOL維持に大きく関与している。

(5) 脳神経外科医

頭蓋底手術などの際に，頭頸部外科医と協力して手術を行っている。

(6) IVR医

IVR（interventional radiology）医は，画像誘導下にカテーテルなどの器具を目的部位に到達させたうえで抗がん薬の注入などの治療を行う（放射線診断技術の治療的応用）。頭頸部がんにおいては，特に上顎洞癌に対する放射線併用動注化学療法などが機能や美容面にも配慮した治療として期待されている。

(7) 緩和ケア医

頭頸部がん患者の苦痛は，原疾患由来（腫瘍の自壊，痛み，機能障害，外見，悪臭など），治療由来（副作用，失声などの後遺症，気道吸引など），精神面，社会面など多様で，初診時点で既に認められることも多く，全人的な緩和ケアが早期から必要な場合がある。まず，がん治療担当医が基本的緩和ケアを行うにしても（p.39，Ⅰ-F），さらに高度な問題に直面した場合には緩和ケアチームや緩和ケア専門医の介入が重要である。

(8) 精神科医（精神腫瘍医）

精神面・心理面における，がんに関連した問題と，発症前からの問題への対応がある。頭頸部がんにおいては，病名告知・再発・終末期の時期での不安などのみならず，嚥下や発声の機能障害，出血，気道狭窄などへの不安・不満をもちつつ，コミュニケーション障害もあって焦燥・苛立ちなどもきたしやすい。また，しばしばアルコール依存症などの合併もある。精神腫瘍医は，支持的精神療法を基にした良好な医師—患者間の関係を背景に，認知行動療法や抗精神病薬を用いて，これらの負担の軽減を緩和ケア医や臨

床心理士などからなる緩和ケアチームの一員として活動することが多い。また介入の対象には，患者の家族も含まれている。

(9) 看護師

手術療法，放射線療法，薬物療法，緩和ケアなど，頭頸部がん治療のほぼすべての看護を担当しており，早期退院・社会復帰の促進を目標に，基本的な予防・管理・処置と，個別の専門的支援や専門職へのコーディネートなどの支援を行う。患者と密に接しており，わずかな身体の変化や，失声や発声機能低下による表出されにくい意思の聴取，精神面での関わりなどから集学的治療を支えている。また，日常のセルフケアが治療の成功の鍵であり，放射線皮膚炎への対策や胃瘻管理など患者と家族への指導も重要である。

(10) 薬剤師

がん薬物療法の適正使用，支持療法の助言，併用薬との相互作用の確認，服薬指導，副作用の説明，注射薬の調製，がん薬物療法のレジメン管理，院外の保険薬局との薬薬連携などを担当する。頭頸部がん患者では合併症に対する併用薬の使用が多く，経口での内服が難しいことがあるので，剤形や服用方法などに工夫が必要である。支持療法の薬物療法が多彩で，アドヒアランスに問題が多く見られる頭頸部がん患者においては，これらを解決する重要な役割を担う。

(11) 副作用対策チーム

分子標的薬や免疫チェックポイント阻害薬の登場により，これまでの殺細胞性抗がん薬とは領域の異なる多様な副作用が認められるようになってきており，従来の頭頸部がん治療医だけでは対応しきれなくなってきている。皮膚科は，化学放射線療法や分子標的薬治療由来の局所（放射線皮膚炎）と全身（挫創様皮疹，爪囲炎，手足症候群など）の皮膚毒性（挫創様皮疹，爪囲炎，手足症候群など）への対応があり，特に後者では爪甲除去や窒素凍結など専門的な皮膚処置が必要になりうる。治療中のQOLのみならず，治療休止回避による治療成績の維持にも大きく関与している。内科各科（内分泌内科，糖尿病科，循環器内科，神経内科，消化器内科，肝胆膵内科，呼吸器内科，腎臓内科）は，免疫チェックポイント阻害薬により全身の各臓器に発生する過剰な免疫反応に対応するための，新たな副作用対策チームの構成メンバーとして重要であり，院内のみならず，院外も含めた支援体制を整備しておく必要がある。

2) 診断チーム

(1) 放射線診断医

画像診断にて病期を診断し，治療指針を決定するため重要な腫瘍進展範囲に関する情報を提供している。治療効果判定，再発を疑うも判断が困難な場合，各種画像所見を専門的に統合し判断を加えることで治療方針決定に大きく関与している。

(2) 病理医

細胞診や組織診などによる病理診断を担当している。頭頸部領域のがんは多くが扁平

上皮癌であるが，多様な組織型を呈し診断によって治療方針が異なるため，その役割は重要である．中咽頭癌ではHPVの状態によりStageが異なってくるため，HPV感染の有無の検査の実施体制が必要となった．手術検体の病理所見は術後治療の適応を決定するものとして必須である．最近では予後因子や治療効果予測因子の検索も加わり，個別化治療を検討するうえで重要な役割を担うようになってきている．

3）支持療法・生活支援チーム
（1）歯科医・歯科衛生士
　周術期において，口腔ケア介入により誤嚥性肺炎や創部の感染防止を行う．放射線療法や薬物療法においても，齲歯，歯肉炎，衛生状況などの口腔内の評価を行い，問題発生のリスク軽減や治療後合併症（顎骨骨髄炎など）に対応する．また，術後欠損部位の機能保持目的に義歯やプロテーゼの作成を行う（p.41，Ⅰ-F-3）．

（2）栄養士
　頭頸部がんでは，患者の生活習慣，原病による経口摂取困難，各治療の影響で栄養状態の低下を認めやすい．栄養士は，推奨摂取カロリーの算出や，状況に合わせて食事形態を変更しながら栄養状態の改善と維持を担当し，栄養サポートチーム（nutrition support team：NST）の一員として活動する場合が多い．介入により，周術期合併症の低下やがん薬物療法の完遂率が向上することが報告されている（p.40，Ⅰ-F-2）．

（3）理学療法士・言語聴覚士
　摂食，嚥下などの障害が伴いやすいため，術前後や放射線治療後に嚥下リハビリテーションの介入がある．栄養士とも連携し，適切な食事形態についての推奨も行っている．構音障害の場合は構音訓練・代用音声のリハビリテーションなどの介入がある．これら日常生活に重要な臓器機能を回復・維持することで，患者のQOL向上に直接的に関与している（p.57，Ⅰ-H）．

（4）医療ソーシャルワーカー（Medical Social Worker：MSW）
　一般的な医療ソーシャルワーカーの業務としては，療養中の心理的・社会的問題の解決調整援助，退院援助，社会復帰援助，受診・受療援助，経済的問題の解決調整援助，地域活動があり，支援内容は多い．頭頸部がんに特徴的なものの例としては，喉頭全摘の場合に身体障害者3級（音声機能，言語機能又はそしゃく機能の喪失）に認定されることが挙げられる．市区町村によって異なるが，電気喉頭，FAX，ガス警報機購入の補助，交通機関の運賃割引などを受けられ，相談窓口としての役割がある．また，気管カニューレなどの気道管理が可能な医療機関は少なく，医療連携でも重要な役割を担う．

B 頭頸部がん治療における薬物療法の考え方と管理

1 頭頸部がん治療における薬物療法の意義と目的

　　頭頸部がん治療の主体は手術療法と放射線治療（radiotherapy：RT）であるが，薬物療法は進行例に対して，RTと同時併用し治癒や再発予防や臓器温存を目的として（p.21, I-D-1；p.31, D-4-1）），単独では導入化学療法として喉頭温存を目的として（p.26, I-D-3），再発・転移例に対して延命・症状緩和などを目的として（p.35, I-E-1）行われている。術後化学療法もしくは追加化学療法としての化学療法単独のエビデンスについては，上咽頭癌以外に確立されたものはない（p.33, I-D-4-2））。

2 頭頸部がんに用いられる薬物

　　頭頸部がんに用いる抗がん薬として，白金製剤（Pt）のシスプラチン（CDDP），カルボプラチン（CBDCA），ネダプラチン（CDGP），タキサン系薬剤のドセタキセル（DTX），パクリタキセル（PTX），フッ化ピリミジン系薬剤のフルオロウラシル（5-FU），テガフール・ギメラシル・オテラシルカリウム配合剤（S-1），テガフール・ウラシル配合剤（UFT），テガフール（TGF），抗EGFR抗体であるセツキシマブ（Cmab），免疫チェックポイント阻害薬であるニボルマブなどが本邦では保険適用となっている。

3 頭頸部がんで行われる薬物療法の管理

　　CDDPは単剤または多剤併用で，あるいはRTと併用するなどさまざまな場面で用いられている。白金製剤は非常に重要な位置づけにあり，有効性においてCDGPとCBDCAなど他の白金製剤と直接比較した試験はないが，CDDPがKey Drugと解釈されている（p.35, I-E-2）。

　　CBDCAの使用は腎障害悪化の懸念がある場合や，支持療法として必要な大量輸液が不適な場合に限るべきである。

　　化学放射線療法（chemoradiotherapy/chemoradiation：CRT）やフッ化ピリミジン系薬剤において重篤な口腔粘膜炎が生じることがある。抗がん薬の副作用としての悪心，倦怠感，粘膜炎由来の疼痛による口腔内清潔保持の困難さに加え，原発巣の影響や開口障害の合併もあり，他臓器がんよりも口腔ケアが困難である場合が多い。重篤な全身感染症に波及することもあるため，口腔ケアについては必要性を十分に説明・教育し，治療開始前から積極的に評価，指導，処置を行いながら重篤化を防止し，予定通りに治療

表3 本ガイダンスで示している主な治療法における医療費の概算

化学療法レジメン		用量	薬価：体表面積 1.5 m² に換算した場合	
CDDP（3w）		100 mg/m²	32,810 円（150 mg/body）	
TPF（3w）	DTX	75 mg/m²	83,770 円（110 mg/body）	109,810 円
	CDDP	75 mg/m²	24,440 円（110 mg/body）	
	5-FU	750 mg/m²	1,600 円（1,125 mg/body）	
FP（3w）	5-FU	1,000 mg/m²	1,940 円（1,500 mg/body）	34,750 円
	CDDP	100 mg/m²	32,810 円（150 mg/body）	
Cmab（weekly）	初回	400 mg/m²	221,520 円（600 mg/body）	
	2回目〜	250 mg/m²	147,670 円（375 mg/body）	
PTX（weekly）		100 mg/m²	36,690 円（150 mg/body）	
		80 mg/m²	29,380 円（120 mg/body）	
ニボルマブ（2w）		3 mg/kg	449,704 円（150 mg/body）	

放射線療法 照射方法	点数		
	治療計画	照射1回につき	例）35回の治療（治療計画＋照射回数）
一門/対向二門	2,700	840	32,100
非対向二門/三門	3,100	1,320	49,300
四門以上	4,000	2,000	74,000
IMRT	5,000	3,000	110,000

制吐療法	薬価	
パロノセトロン	15,050 円	
デキサメタゾン	260 円	
オランザピン	内服 5 mg/日（Day 1-4）：1,034 円	
アプレピタント	内服（Day 1-3）：11,750 円	注射：14,700 円
高度催吐性計	27,060 円	30,010 円

注）後発品の場合は約70％程度

を完遂することが重要である（pp.41〜42, I-F-3-1)〜3)）。

　Cmab の管理には，分子標的薬に特徴的な infusion reaction（IR），皮膚障害，電解質異常などがあり，従来の抗がん薬とは異なる管理も必要である（p.44, I-F-5）。

　免疫チェックポイント阻害薬では，稀ではあるが免疫関連有害事象（irAE）が報告され重篤化する場合もある。従来とは異なるいわゆる免疫過剰状態での臓器障害であり，障害された臓器の専門診療科との密な院内・外を問わない連携体制の整備が必須である

(p.47，Ⅰ-F-6)。本薬剤に関して日本臨床腫瘍学会では，日本頭頸部癌学会，日本頭頸部外科学会，日本口腔外科学会と連携をとり，頭頸部がん薬物療法診療連携プログラムによる安全な治療提供を提案している。

4 本ガイダンスに記載している主な治療の費用

　2015（平成27）年度の国民医療費は約42兆円で増加の一途である。早期がんの方が進行がんに比較して費用は少なくなるが，進行した状態で受診される頭頸部がんでは多くの治療法を駆使する集学的治療が多彩な支持療法のもとで行われており，費用は掛かる。本ガイダンスに記載している主な治療法の概算は表3の通りであり，治療内容の説明時には提示することが勧められる。国民皆保険であるため一律に同じ治療が提供でき，高額療養費制度も利用できる体制はあるが，個々の経済的な背景は異なっており，治療費に関する相談支援，収入に関する就労支援等も重要である。

C 頭頸部がん薬物療法開始時のチェック項目

　頭頸部がんにおける薬物療法の代表的なレジメンを，後述の表（p.22：表7, p.27：表8, p.38：表12）に示す。特徴として，①CDDPや5-FUの1回投与量が最大量，②後治療へも配慮が必要な強力なTPF（3剤併用）による導入化学療法，③モノクローナル抗体製剤である抗EGFR抗体の化学療法や放射線療法との併用，など，大きな侵襲・負担がかかる治療も多いため，その後に行う可能性がある他の治療法への影響にも配慮する包括的な集学的治療の管理が必要になる。

　また，免疫チェックポイント阻害薬も頭頸部がんに対して適応追加となっており，従来の薬剤とは異なる予測の難しい副作用の出現にも対応しなければならない。本ガイダンスは臨床試験によるエビデンスを基に作成したため，適格規準を満たし除外規準に抵触しない選択された集団の結果を参考にしているといえる。しかし実臨床では，生活習慣による臓器障害や原病による機能障害などから，臨床試験の規準に合わない状態で治療する場面も多い。このため治療開始前の全身状態のチェックは，薬物療法の適応の判断や安全性と治療効果を担保するうえで非常に重要な意味をもつ。表4に具体的な治療開始規準の例を示す。

1 全身状態・腫瘍関連症状

　全身状態の評価の指標としては，Eastern Cooperative Oncology Group（ECOG）のPerformance Status（PS）（表5）やKarnofsky Performance Status（KPS）（表6）[5,6]が用いられている。一般的ながん薬物療法の適応は，ECOG PS 0～1，KPS≧60である。

表4　治療開始時の検査値規準具体例

項　目	検査値
好中球数	≧1,500/mm^3
血小板数	≧10×10^4/mm^3
ヘモグロビン	≧9.0 g/dL
総ビリルビン	≦2.0 mg/dL
AST & ALT	≦100 IU/L
SCr	≦1.2 mg/dL
CCr	≧60 mL/min
心電図	正常，または治療を必要とする異常が認められない

表5 Performance Status Score（ECOG）

Score	定義
0	全く問題なく活動できる 発病前と同じ日常生活が制限なく行える
1	肉体的に激しい活動は制限されるが，歩行可能で，軽作業や座っての作業は行うことができる　例：軽い家事，事務作業
2	歩行可能で自分の身の回りのことはすべて可能だが作業はできない 日中の50％以上はベッド外で過ごす
3	限られた自分の身の回りのことしかできない 日中の50％以上をベッドか椅子で過ごす
4	全く動けない 自分の身の回りのことは全くできない 完全にベッドか椅子で過ごす

＊文献5）より引用

表6 Karnofsky Performance Status（KPS）

Score	症状
100％	正常，臨床症状なし
90％	軽い臨床症状はあるが正常の活動可能
80％	かなりの臨床症状があるが努力して正常の活動可能
70％	自分自身の世話はできるが正常の活動・労働は不可能
60％	自分に必要なことはできるが，時々介助が必要
50％	症状を考慮した看護および定期的な医療行為が必要
40％	動けず，適切な医療および介護が必要
30％	全く動けず入院が必要だが死はさしせまっていない
20％	非常に重症，入院が必要で精力的な治療が必要
10％	死期が切迫している
0	死

　また，腫瘍に関連した疼痛の有無とコントロールの状態，摂食・嚥下障害の有無と状態，栄養状態とその経過，腫瘍出血・潰瘍の有無と貧血の状態，気道閉塞や誤嚥の有無と可能性の評価などを確認し，必要に応じて適切な処置を行っておく．

2 心機能

　十二誘導心電図検査，胸部X線検査，必要に応じ心エコー検査を行う．心疾患の既往・合併，検査異常を認めた場合は循環器内科へコンサルトする．CDDP投与の際は，輸液負荷に耐え得る心機能を有しているかどうかも確認する．

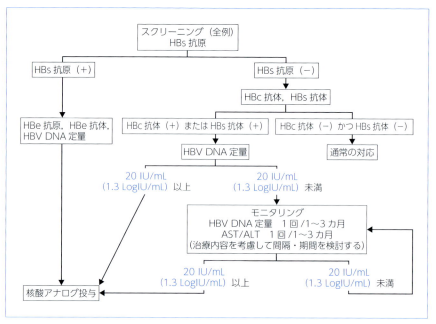

図2 免疫抑制・化学療法により発症するB型肝炎対策ガイドライン
＊文献7）p78より引用して改変

3 呼吸状態・肺機能

呼吸器疾患の既往・合併の確認，胸部X線，CT，SpO_2，呼吸機能検査を行う。Cmab，免疫チェックポイント阻害薬など薬剤性間質性肺炎のリスクを有する薬剤の使用もあるため，肺疾患（特に間質性肺炎，肺気腫）の既往や所見の有無の確認をし，必要に応じてKL-6やSP-Dの測定を考慮する。また，気道閉塞，誤嚥の有無と可能性の評価も重要である。

4 腎機能

血清Cr，BUN，電解質（Na，K，Cl，Mgなど），尿検査，クレアチニンクリアランス（CCr），eGFRなどの測定を行う。CCrの計算にはCockcroft & Gault式［CCr＝(140−Age)×weight/72×Scr（女性は×0.85)］やeGFRを用いると，蓄尿せずともGFRが推定できる。白金製剤の適応や，その他薬物療法の減量を判断するうえで必要である。

5 肝機能

AST/ALT/Bilなどの肝臓の状態と，ウイルスなどの原因の検査を行い，必要に応じて肝臓専門医にコンサルトする。B型肝炎に対してはガイドライン[7]に則り，図2のよ

6 骨髄機能

血液学的検査（血算，白血球分画）を行い，十分な骨髄機能を保持していることを確認する。

7 歯科診察

治療開始前の評価，処置を行う（p.12, I-A-3-3）-(1)）。

8 過敏症など

アナフィラキシーの誘因となる抗がん薬としては，白金製剤，タキサン類，モノクローナル抗体などがある。注意点としては，白金製剤は遅延型が多いため再発での再投与の場合に注意を要し，タキサン類は早期型が多く溶媒（クレモホール EL，ポリソルベート 80 など）に関するアレルギー歴の有無の確認，Cmab と交差反応がある牛肉・豚肉アレルギーや日本紅斑熱の原因であるマダニ刺咬の既往の確認，などがある。IR は一般的に分子標的治療薬投与中〜投与終了後 24 時間以内に出現する有害事象の総称であり，細胞のサイトカイン放出に由来するもので，腫瘍量が多い例や心肺機能低下例などに注意が必要である。

9 耐糖能

空腹時血糖の測定を行い，必要に応じて HbA1c を測定する。異常値や糖尿病合併症例では，心血管系の合併症併発の危険性，さらに腎機能低下やステロイド投与による血糖上昇の危険性に関する注意が必要である。免疫チェックポイント阻害薬では劇症 I 型糖尿病の発症があり糖尿病性ケトアシドーシスに至る危険性があるため，事前のチェックを実施しておく。

10 内分泌系

免疫チェックポイント阻害薬では，下垂体炎，下垂体機能低下症，甲状腺機能低下・亢進症，副腎不全などの内分泌障害の発症が報告されている。甲状腺機能低下症は数％に認めており，頭頸部がんでは，手術や放射線治療の既往によって障害をきたしている可能性もあるため，開始前の TSH，FT3，FT4 の測定が勧められる。

11 その他，がん薬物療法の臨床試験における除外規準等からみた注意点

　重篤な合併症・既往歴としては，脳転移・髄膜転移，全身的治療を必要とする感染症，腸閉塞・腸管麻痺，重篤な血栓塞栓症・凝固異常症，活動性の消化管潰瘍・出血，直近の消化管穿孔・心筋梗塞・重度／不安定狭心症・うっ血性心不全，治療に影響する精神疾患などが除外規準として挙げられている。その他，前治療として行われた侵襲の大きな手術や放射線治療，薬物療法等による副作用から十分に回復しているか，併用ステロイドの投与量，妊婦・授乳婦・妊娠希望などの確認をしておく。

　これらがあったからといって日常臨床において必ずしも薬物療法が適応から外れるわけではないが，まず行うべき治療の優先順位を考慮し，実施するのであれば，関連する診療科を含めた適応の吟味と支援体制の確認，患者・家族へのより詳細な説明は必須である。

D 局所進行頭頸部がんで行われる薬物療法

1 化学放射線療法（分子標的薬を含む）

1）化学放射線療法の原理

　化学放射線療法（CRT）において抗がん薬を併用する目的は，放射線治療（RT）の効果を増強する放射線増感効果と，照射野外の潜在的な病巣をコントロールすることである。放射線に対するCDDPの増感効果の機序は，腫瘍内の白金に放射線が当たることによって発生する二次電子線が関与していると考えられている[8]。

　放射線照射による細胞損傷の主な標的はDNAであるが，その作用には，DNAを直接損傷（電離）させる直接作用と，水分子などを放射線照射が電離させることで水酸基ラジカルが生成されその水酸基ラジカルがDNAを損傷する間接作用がある。放射線照射の種類により直接作用と間接作用の比率は異なり，通常のRTで用いられるX線では約70％が間接作用によると推測されている。細胞にはDNA損傷を修復する機構が存在するため，細胞の放射線感受性は細胞周期に依存し，感受性が高い時期はM期およびG1期からS期，逆に抵抗性の時期はS期後半からG2初期である。

2）化学放射線療法の意義・目的・適応・方法

　CRTは切除不能な頭頸部がんに対しRT単独より全生存期間（overall survival：OS）で優れていることから，標準治療と認識されている[9,10]。上咽頭癌は解剖学的に外科的切除困難であり，特にEBV関連腫瘍は化学療法や放射線に対する感受性が高いためRTを中心とした治療が行われ，進行した病期ではCRTが標準治療である[11-13]。中咽頭癌，下咽頭癌，喉頭癌の局所進行例では，切除可能であっても臓器温存の希望がある場合はCRTが標準治療の一つである（次項）。一方，口腔癌に対するCRTは，切除不能または切除拒否の場合にのみ検討され，切除可能であれば外科的切除（±術後補助療法）が標準治療である。HPV陽性頭頸部扁平上皮癌では化学療法や放射線に対する感受性が高いが，現時点ではHPV感染の有無に基づいた治療選択は推奨されない（p.81, CQ6）。

　根治切除が行われた場合，再発高リスク群（切除断端陽性，節外浸潤あり）では術後CRTが標準治療である[14-17]。

　世界標準と見なされているCRTは，CDDP（100 mg/m^2）をRT開始と同時に3週1コース（CDDP-RT）として3コース行うもので（表7），日本人においても忍容性が確認されている[18,19]。しかしこの臨床試験は，PS（ECOG）0～1，骨髄・肝・腎機能などの臓器機能が正常で全身状態が良好な患者を対象としており，この基準を満たさない場合は，CDDPの減量や分割投与，RT単独を検討すべきである。さらに，CDDP（100

表7 化学放射線療法のレジメンと推奨グレード

レジメン	用量	用法	RT総線量	推奨グレード
CDDP-RT	CDDP 100 mg/m^2, iv, day 1	3週毎 3サイクル	根治 70 Gy	A
	CDDP 40 mg/m^2, iv, day 1	毎週投与	術後 60-66 Gy	B（上咽頭） C1（その他の亜部位）
	CDDP 20 mg/m^2, iv, day 1-4	3週毎 3サイクル		C1
Cmab-RT	Cmab 400 mg/m^2, iv（初回） →250 mg/m^2, iv（2回目以降）	毎週投与 8サイクル	根治 70 Gy	B
PF-RT	CDDP 20 mg/m^2, iv, day 1-4 5-FU 1,000 mg/m^2, civ, day 1-4	3週毎 3サイクル	根治 70 Gy	B

mg/m^2）を3週毎に投与する方法とCDDP（40 mg/m^2）を毎週投与する方法のいずれにおいても，放射線と併用するCDDPの総投与量が200 mg/m^{2}未満の場合は，200 mg/m^{2}以上の場合と比較して有意にOSが劣ることが示されており[20,21]，200 mg/m^{2}以上の投与が見込めない場合はCDDPを適応とせず，CDDPを投与する場合は最低限200 mg/m^{2}以上を確保できるよう支持療法をしっかり行うことが重要である。

CRTが適応となる病期は，一般的にStage III以上の局所進行頭頸部がんである。高用量CDDPの適応判断に際して重要な患者背景としては，年齢，腎機能（CCr 60 mL/min以上），心機能（不安定狭心症や心筋梗塞，慢性心不全の既往の有無），末梢神経障害や聴器毒性の有無，慢性呼吸器疾患の有無，PSなどの因子があるが[22]，CDDP不耐の定義としてコンセンサスが得られたものはない。CDDP不耐例に対しては，照射単独，Cmab-RT，CBDCAとRT同時併用療法，CDDP分割投与とRT同時併用療法（CDDP 20 mg/m^2, iv, day 1〜4）などが考えられるが，前向き試験によって有効性が検証されたものはない。

放射線量は，予防照射領域と主病巣周囲を含め根治治療の場合には総線量70 Gy，術後治療では総線量60〜66 Gyとすることが多い。頭頸部領域では，放射線感受性が治療計画や処方線量に強く影響を受けやすいリスク臓器が多く，晩期毒性軽減を目的として本邦でも強度変調放射線治療（intensity modulated radiation therapy：IMRT）が広まりつつある[23,24]。

3）切除可能例における喉頭温存希望患者に対する化学放射線療法

喉頭全摘が必要な喉頭癌における喉頭温存療法を比較検討したRTOG91-11試験[25,26]の結果，導入化学療法（induction chemotherapy：ICT）やCRTが標準治療の一つとなっている（p.26, I-D-3）。

4）切除不能例に対する化学放射線療法

　Intergroup 0126 試験[27]では，切除不能な局所進行頭頸部扁平上皮癌を対象に，RT 単独，CDDP-RT，CDDP＋5-FU-RT（PF-RT）の 3 群が比較された。3 年生存割合は，RT 単独群が 23％，CDDP-RT 群が 37％，PF-RT が 27％であり，CDDP-RT が他の 2 群に比べて有意に優れていた。

　局所進行頭頸部扁平上皮癌を対象としたメタアナリシス（MACH-NC）において[9,10]，5 年生存割合における化学療法の上乗せ効果は，ICT が 2.4％，RT 後の補助化学療法が 1％である一方，CRT は 6.5％で有意差を示した。同時併用するレジメンの検討では，Pt 単剤，Pt＋5-FU が他のレジメンよりも優れていた。単剤，多剤併用療法の RT 単独に対する HR はそれぞれ 0.84，0.78，Pt 単剤，Pt＋5-FU の RT 単独に対する HR はそれぞれ 0.74，0.75 と有意差はなかった。

　さらに，Stage Ⅲ～Ⅳの局所進行頭頸部扁平上皮癌を対象とした RT 単独と CRT を比較したメタアナリシスでは，CRT 群は RT 単独群と比較して，有意に生存への上乗せ効果があることが報告されている[28]。しかし，併用する化学療法の上乗せ効果は単剤と多剤併用療法で同程度であった。

　以上より，CDDP は局所進行頭頸部扁平上皮癌に対する Key drug であり，RT と同時併用するレジメンとして，CDDP 単剤または PF が推奨される。しかし，PF 併用が CDDP 単剤併用に比べて優越性を示した RCT の報告はなく，CDDP-RT が標準治療として実施されている。

5）Cmab-RT の意義・目的・適応・注意点

　上皮成長因子受容体（epidermal growth factor receptor：EGFR）は上皮細胞などに発現が認められる膜貫通型の受容体で，細胞増殖・血管新生・転移・浸潤などを引き起こす。90％以上の頭頸部扁平上皮癌において EGFR の高発現を認め[29,30]，重要な治療標的である。

　Cmab は，EGFR を標的とするヒト/マウスキメラ型モノクローナル抗体である。作用機序として，Cmab のリガンド結合ドメインへの結合による EGFR の下流へのシグナル伝達抑制効果，抗体依存性細胞障害活性による抗腫瘍効果が挙げられる。同じ EGFR を標的とする治療が行われている非小細胞肺癌では，EGFR 変異に作用する gefitinib，erlotinib といった低分子化合物が有効であるが，頭頸部がんでは EGFR 変異はほとんど認めず，これらの薬剤の有効性も示されなかったため，EGFR 変異測定もこれらの薬剤の使用も行われない。大腸癌では，EGFR より下流の RAS 遺伝子変異が治療効果に影響するため RAS 遺伝子測定が必要だが，頭頸部扁平上皮癌における RAS 遺伝子変異の割合は数％であり[31]，測定は不要である。

　EGF や放射線照射の刺激による EGFR の活性化と核内移行は治療抵抗性の一因であり[32]，下流のシグナル伝達を介し細胞増殖と転移を引き起こす。Cmab は，EGFR 活性

化の抑制とEGFRの核内移行を阻害することで放射線に対する増感効果を示すことが明らかとなっている[33]。

　Stage Ⅲ以上の中咽頭・下咽頭・喉頭癌を原発とする局所進行頭頸部扁平上皮癌を対象としたIMCL-9815試験では，RT単独と比較してCmab-RTによる局所病勢コントロール期間（locoregional control：LRC）やOSの有意な延長が示された[34]。本邦でもその安全性が報告され[35]，非外科的根治治療を目的とした重要な治療オプションとなっている。ただし，この試験は，KPS60以上，骨髄・肝・腎機能などの臓器機能が正常で全身状態が良好な患者を対象としていた。

　CDDP-RTは高齢者，PS低下，腎機能低下などの臓器機能障害や合併症を有する場合に不適と判断される一方，Cmabは循環器系や腎臓，骨髄，神経などへの毒性がほとんどないことから，これらの臓器機能障害を有する，もしくは障害が危惧される患者に対して，Cmab-RTが選択肢の一つとして考慮されることがある。しかし，Cmab-RTでは照射野外の皮膚毒性，IR，間質性肺炎など，CRTとは異なる有害事象に留意する必要がある（p.44, Ⅰ-F-5）。さらに，照射野内の皮膚・粘膜毒性などの急性毒性はCRTと同様に生じるため，Cmab-RTにおいてもCRTと同等の支持療法で臨む必要がある。したがって，臓器障害を合併していてもCmab-RTは使用しやすいという観点のみから，高齢者や全身状態不良例に対して安易に適用すべきではない。特に，外来管理の場合には，有害事象に対する支持療法について患者や家族に対する教育をしっかり行い，サポート体制等を確認する必要がある。

6）Cmab-RTとCRTとの比較
(1) Cmab-RTとCRTを比較した前向き比較試験

　CDDP-RTとCmab-RTの治療コンプライアンスを主要評価項目としたランダム化第Ⅱ相試験[36]では，各群65例の症例集積が予定通り進まず，統計学的に検出力不足での結果開示となった。Cmab-RT群では，10日以上の照射休止が13％，7サイクル以上のCmab投与が28％と，CRT群よりも治療コンプライアンスは不良であった。Cmab-RT群のGrade 3以上の皮膚毒性は44％とCDDP-RT群よりも有意に多く，粘膜炎は59％とCDDP-RT群と同等であるが経管栄養等の栄養サポートを75％に要しており，Cmab-RTによる照射野内毒性はCDDP-RTと同等以上であることが示唆された。また，Cmab-RT群において重篤な治療関連有害事象を19％，治療関連死を4例に認めており，安全性にも懸念が残る結果であった。局所制御割合や全生存割合等の有効性指標においては，統計学的な有意差はないもののCDDP-RTの方が優れる傾向にあった。

　以上より，統計学的設定や患者集積に課題が残る試験ではあるが，少なくとも有効性においてCmab-RTのCDDP-RTに対する非劣性は示されておらず，安全性においてもCmab-RTの方がCDDP-RTより優れているとするデータもない。

(2) 導入化学療法後の Cmab-RT と CRT を比較した前向き試験

　ICT 後の治療として従来の RT 単独や CRT のほかに，Cmab-RT が挙げられるが，いずれの治療がよいか一定の見解が得られていない。切除可能喉頭・下咽頭癌を対象とした TREMPLIN 試験[37]では，TPF 導入化学療法後に PR 以上の奏効が得られた患者を，Q3W-CDDP/RT（100 mg/m^2，day 1, 22, 43）（CRT 群）と Cmab-RT 群に無作為化して比較するランダム化第Ⅱ相試験だが，CRT 群では Cmab-RT 群と比較して治療完遂率が 43% vs. 71% と低かった。ICT 後の高用量 CDDP 使用による CRT は腎機能低下が懸念されることとなり，耐用性の高い Cmab-RT への期待が高まった（p.26, Ⅰ-D-3）。

　切除不能口腔・中咽頭・下咽頭・喉頭癌を対象とした Spanish Head and Neck Cancer Group による第Ⅲ相試験[38]では，主要評価項目を OS とし，ICT 後の CDDP-RT に対する Cmab-RT の非劣性を検証した。必要イベント数に満たない段階での結果公表であるが，Cmab-RT の生存曲線は CRT を下回っており，Cmab-RT の CRT に対する非劣性が示される可能性は低いことが予想される。

　以上より，導入化学療法後においても，現時点では有効性において Cmab-RT の CRT に対する非劣性は示されていない。

7）化学放射線療法や Cmab-RT における支持療法の意義

　CRT や Cmab-RT は RT 単独と比較して RT 関連の毒性が増強され，CDDP-RT では Grade 3 以上の口腔粘膜炎 41〜45%，骨髄抑制 34〜47%，感染 4〜6% を，Cmab-RT では Grade 3 以上の放射線皮膚炎を 23% に認めた[34]。このような毒性により予定治療の変更を余儀なくされる場合，RT の休止・中止による治療期間の延長が治療成績低下につながることが指摘されている。RT は，1 週間延期により局所制御割合が 14%，2 週間延期により 26% 低下すると報告されている[39]。また，喉頭癌と咽頭癌を対象に，週 5 日照射の標準分割照射群と治療期間中に 3 週の予定休止をおく split 照射群が比較され，5 年局所制御割合がそれぞれ 41% と 30% と後者で有意な低下を示した[40]。さらに，CRT においても RT の休止は局所制御や生存期間における化学療法による上乗せ効果の減弱が指摘されている[41]。以上より，根治を目的とした CRT において，RT を休止することなく予定された治療を完遂することが重要であり，支持療法によって CRT による毒性を最小限にしていく必要がある。

　CRT における支持療法としては，患者自身による口腔セルフケアの指導[42,43]，オピオイドを活用した疼痛管理[44]，経管栄養による栄養管理[45]，マイルドな洗浄と保湿を基本とした皮膚ケア[46]，が基本である（詳細は p.39, Ⅰ-F 参照）。これらの支持療法は，多職種の医療者が専門的かつ協働的に，一つのチームとして緊密な連携を保つことでその効果が最大限に発揮されるため（p.9, Ⅰ-A-2），チーム医療体制の構築は必須である。

2 動注化学放射線療法（進行上顎洞癌，その他）

　上顎洞癌の罹患率は本邦[47]と米国[48]ではほぼ同様であり，全頭頸部がんの約3％とされている。臨床病理において上顎洞癌の20％前後を扁平上皮癌以外が占める[47,49]。発生数が少ないため，上顎洞癌を対象とした前向きの臨床試験が行われておらず，治療法に対する明確なエビデンスは確立されていない。一般的には手術を中心とした治療が標準治療である[50]。治療成績は，T3で5年生存割合が39.8〜62.2％，T4で28.9〜50％と報告[51-53]されている。特にT4以上の進行上顎洞癌では，手術における口蓋や眼窩内容などの摘出による機能障害と顔貌の変化が大きく，QOLを著しく低下させる。

　動注化学療法は腫瘍の栄養血管に抗がん薬を選択的に注入し，高い濃度で薬剤を分布させることで全身化学療法と比較して局所効果を高める治療法である。高濃度のCDDP動注に由来する全身への副作用は，チオ硫酸ナトリウムによる解毒により体循環に至る前で防止される。RTの併用による増感作用で局所制御の向上が見込め，機能面・美容面の重視，予後の改善につながるのではないかと期待された。

　口腔・中下咽頭の局所進行頭頸部扁平上皮癌を対象とした動注CRTと静注CRTとの第Ⅲ相比較試験においては，有効性に差が認められなかった。ただし，サブグループ解析によれば，原発巣容積が30 mLを超え片側に限局している腫瘍では，動注群の成績が有意に良好[54]であった。この点が，リンパ節転移の割合が低く[47]，局所進行例の多い上顎洞癌に動注CRTが考慮される一因となった。副作用の面では，動注群での腎障害が有意に少なかった一方で，神経障害は有意に多かった[54]。他の試験でも脳血管障害を認めており[55]，動注CRTを行ううえでの注意点となっている。

　これまでに上顎洞癌に対する動注CRTの前向き試験は存在せず，積極的に推奨できるエビデンスレベルの報告はない。本邦では後方視的に進行上顎洞癌に対する超選択的動注CRTの解析が行われ，高い治療効果とともに脳血管障害がほとんど生じなかったと報告[56,57]された。このような背景から，進行上顎洞癌に対する超選択的動注CRTが低侵襲で有効性の高い治療であるとの期待が高まり，多施設共同の前向き試験が行われている。ただし，動注方法や患者管理において専門かつ高度な技術を必要とする治療法であるため，現状ではIVR技術を有する限定された施設で行う必要がある。

　上顎洞以外に対する（超選択的）動注CRTについては，エビデンスとして勧められる部位はなく[58]，単一施設での妥当性の調査・研究や経験として報告されているにすぎない。

3 導入化学療法

　導入化学療法（表8）の目的は，局所進行頭頸部扁平上皮癌の切除可能例に対する喉頭温存，切除不能例に対する生存割合向上の2つに大別される。いずれの場合も一連の

表8 導入化学療法の推奨レジメン

レジメン	用量	サイクル	推奨グレード
PF	CDDP 100 mg/m^2, iv, day 1 5-FU 1,000 mg/m^2, civ, day 1〜4	3週毎 3サイクル	C1
TPF	DTX 75 mg/m^2, iv, day 1 CDDP 75 mg/m^2, iv, day 1 5-FU 750 mg/m^2, civ, day 1〜5	3週毎 3サイクル	B

注意：用量およびコース数については，過去の臨床試験より最も標準的と考えられるものを表記

治療を円滑に進めるためには，適切な支持療法と導入化学療法後の治療選択が重要である。しかし，喉頭温存についての有用性は確認されているものの，生存への上乗せ効果は明確になっておらず，導入化学療法後の最適な治療法も決まっていない。これらの点については留意すべきであり，今後のさらなる治療開発が期待されている。

1）切除可能例における導入化学療法の意義・目的・適応

　RT あるいは CRT などの根治治療の前に行う化学療法を，導入化学療法（induction chemotherapy：ICT）と呼んでいる。局所進行頭頸部扁平上皮癌に対しては，白金製剤を中心とした多剤併用化学療法の奏効率が 60〜80％ と高いことから，切除可能例に対する ICT の意義として喉頭温存への期待がある。

　切除可能例を対象に ICT として CDDP＋5-FU（PF）療法を行い，腫瘍縮小を認めれば RT を行い，縮小を認めなければ手術を行う群（ICT 群）と，手術単独群とを比較する第Ⅲ相試験（VALCSG 試験[61]，EORTC24891 試験[62]）では，ICT 群において 57〜64％ の喉頭温存が可能であり，両群間で OS に差は認めなかった。この結果から，ICT として PF 療法を用いた場合，手術とほぼ同等の OS が得られ，かつ，約 60％ に喉頭温存が可能となることが示された。

　RTOG91-11 試験[25,26]は，局所進行喉頭癌における喉頭温存を目的とした pivotal study である。喉頭全摘が必要と判断される Stage Ⅲ/Ⅳ の喉頭癌を対象に，CDDP（100 mg/m^2, day^{3,28,66}）を同時併用（CDDP-RT）する CRT 群と，PF 療法による ICT の後に RT を行う群（ICT 群）と，RT 単独群（RT 群）の 3 群を比較した。主要評価項目である 2 年喉頭温存割合において CRT 群が他の群と比べて有意に優れていた（CRT 群 88％，ICT 群 75％，RT 群 70％）ことから，CRT が標準治療と認識されるようになった。長期成績が報告され，5 年喉頭温存割合では以前の報告と同様に CRT 群で 84％ であり，ICT 群の 70％ および RT 群の 66％ を有意に上回っていたが，5 年無喉頭切除生存割合（laryngectomy free survival：LFS）では CRT 群で 47％，ICT 群で 45％ と同等であり，ともに RT 群の 34％ を有意に上回っていた。喉頭温存割合は死亡をイベントとしないが，LFS では死亡をイベントとしていることから，現在では LFS が喉頭温存割合より適

切な評価項目であるとのコンセンサスが得られている。さらに，CRTは晩期毒性にて嚥下，発声などの喉頭機能障害，誤嚥性肺炎，さらに救済手術困難などが問題視されている。以上から，ICTは切除可能喉頭癌における喉頭温存を目的とした標準治療の一つと認識されており，CRT同様推奨されている。

　これまでのICTの標準レジメンであったPF療法にDTXを加えたDTX＋CDDP＋5-FU（TPF）療法の有用性が報告された。切除可能な喉頭・下咽頭癌のみを対象に，PF療法とTPF療法を比較し，腫瘍縮小が認められた場合にRTあるいはCRTを行ったGORTEC 2000-01[63]にて，両群間でOSには差を認めなかったが，TPF療法群において3年喉頭温存割合が有意に良好であることが示され，切除可能例におけるICTの新たな標準レジメンはTPF療法と認識されている。ただし，TPF療法は骨髄毒性が強く治療関連死も報告されており，その適応の選択は慎重にすべきである。

　現時点で切除可能例を対象とするICT-TPF後のCRTもしくはRTと，CRT単独治療の比較試験の報告はないため，その優劣は不明である。今後は，喉頭の形態・発声機能温存だけでなく，嚥下も含めた機能温存をも含む治療開発が課題とされている。

2）導入化学療法後の治療選択

　切除可能例におけるICT後の治療選択として，RT単独，CRT，Cmab-RTが考えられるが，比較試験はなく，現時点でこれらのいずれが優れているのかについて結論は出ていない。特に，ICT後のCRTにCDDPを併用することによる神経・聴器毒性，腎毒性などの懸念もある。また，CRTによる急性・晩期毒性により，正常組織の繊維化が顕著となり，嚥下・発声などの喉頭機能の低下も報告されている。さらには，腫瘍が遺残した場合の救済手術が困難になるというデメリットもあり，ICT後の根治治療をCRTにする利点がどの程度あるのかについての結論は出ていない。

　ICT後の治療効果判定時期に関しても，ICT施行中の全経過での実施，ICT 2コース後の実施に大別されるが，コンセンサスはない。いずれの場合も，腫瘍縮小が得られなかった場合は手術へ移行している。

　ICTとしてTPF療法を施行後に，CDDP-RT群と，Cmab-RT群とを比較したTREMPLIN試験（第Ⅱ相試験）[37]にて，両群ともに生存期間，喉頭温存割合，喉頭機能温存割合は同等であった。しかし，第Ⅲ相試験はなく，明確な結論は出ていない（p.25, Ⅰ-D-1-6)-(2) 参照）。

3）切除不能局所進行例における導入化学療法の意義・目的・適応

　切除不能局所進行頭頸部扁平上皮癌を対象とした第Ⅲ相試験では，RT単独と比較して，RTにCDDPを主体とした薬物療法を同時併用するCRTが，局所制御，生存において有意に優れていることが示され，現在ではCDDP-RTが標準治療となっている[27,64]。

　ICTは，局所制御の向上や遠隔転移の抑制さらに予後の改善を期待され，数多くの臨

床試験が行われてきたが，遠隔転移を減少させるも予後の改善に至った試験は少なく，メタアナリシスでも生存への寄与が乏しいことが示されている。

近年，これまでのICTの標準的レジメンであったPF療法とTPF療法との比較試験にて[65,66]，いずれもTPF療法はPF療法に比較して生存で有意に優れていることが示された。しかし，これらの試験はいずれもICTのレジメン間での比較試験であり，現在のStage Ⅲ/Ⅳ局所進行頭頸部扁平上皮癌に対する標準治療であるCRTとの比較ではなかった。CRTにICTを加える意義を検証する比較試験として，DeCIDE試験[67]，PARADIGM試験[68]，NCT00261703試験[69]が実施されたが，いずれも有効性は示せていない。その後に報告されたH & N07試験[59]は，ICT-TPFを加えるか，PF-RTかCmab-RTかにデザインされた2×2の4群の試験が基本になっている。ここで，ICT-TPF→PF-RT or Cmab-RTのICT群とPF-RT or Cmab-RTのCRT群とを比較し，主要評価項目の1つである3年生存割合において，57.5% vs 46.5%［HR 0.74（95%CI 0.56-0.97，$p=0.031$）］とICT群がCRT群に対して有意に優れており，ICTの生存に対する有用性を示した。しかし，ICTの有無での比較後に，RTとの併用薬剤をPFまたはCmabで比較しているため解釈は難しく，本試験のみからICTを加えた治療が標準治療であるCRTよりも優れているとは言い切れない。さらに，これら5つの試験のメタアナリシスも報告され，OS［HR 1.010（95%CI 0.84-1.21，$p=0.92$）］，無増悪生存期間（progression-free survival：PFS）［HR 0.91（95%CI 0.75-1.1，$p=0.62$）］ともに有意性は示せていない[60]（p.25，Ⅰ-D-1-6)-(2) 参照）。

以上から，現時点で切除不能局所進行頭頸部扁平上皮癌に対する生存期間の延長を目的としたICTは，標準治療ではなく試験的治療であると位置づけられる。また，TPF療法の問題点として，毒性によるICT後の治療開始遅延や治療完遂に支障をきたす可能性がある。そのため，年齢や全身状態，各臓器機能などから適応症例を選択する必要があり，治療効果が得られそうにない場合は過剰な治療による蓄積毒性の発現や全身状態の悪化を避けるため，速やかにCRTへの移行を考慮すべきである。

4）導入化学療法時の支持療法（表9）

TPF療法などのICTでは，粘膜炎や骨髄抑制などの毒性が強く出現することが多い。そのため，治療強度を落とすことなく，かつQOLを維持し安全に行うには十分な支持療法が不可欠であり，特に口腔ケアや制吐療法，発熱性好中球減少症（febrile neutropenia：FN）への対策が重要である。

5-FUは粘膜炎の発症頻度が高く，口内炎対策（p.41，Ⅰ-F-3）や下痢への対応が必要である。粘膜炎が消化管全体に及ぶと重篤な下痢を発症し，これによるbacterial translocationがFNの原因となる可能性があるため，止痢薬や補液，場合によっては抗菌薬の使用を考慮する。

CDDPは，悪心・嘔吐の発症割合が急性・遅発性ともに90%以上生じる高度催吐性リ

表9　導入化学療法における支持療法

レジメン	制吐薬	予防的抗菌薬	予防的 G-CSF（一次予防）	予防的 G-CSF（二次予防）
TPF	3剤併用 NK1受容体拮抗薬， 5-HT$_3$受容体拮抗薬， デキサメタゾン ＋ オランザピン （ジプレキサ®） 投与量・適応に注意， 薬剤はTPFと同様	推奨 レボフロキサシン (500 mg/day, day 5〜14) シプロフロキサシン (1,000 mg/day, day 5〜14)	考慮してもよい	減量・延期をしない場合には推奨
			フィルグラスチム フィルグラスチムバイオシミラー ペグフィルグラスチム レノグラスチム ナルトグラスチム ペグフィルグラスチム	
PF		不要	不要	減量・延期をしない際には推奨 薬剤はTPFと同様

スクに分類される薬剤で，どの場面においても高投与量で用いられている（表7，8，12）。悪心・嘔吐による経口摂取困難が持続すると栄養不良状態となり，治療効果の低下や副作用の悪化へとつながるため積極的な制吐療法が必要で，NK1受容体拮抗薬，5-HT3受容体拮抗薬，デキサメタゾンの3剤併用による制吐療法が基本として推奨されている[70]。これにオランザピンを加えた4剤による制吐療法の有用性が報告され，本邦でも保険適用（ジプレキサ®のみ）となった。しかし，傾眠や血糖値上昇の副作用を有するため投与量や適応については注意が必要である[70]。

　TPF療法では，Grade 3以上の好中球減少が76.9〜83.0%，FNが5.2〜12.0%と血液毒性が高率に出現する[65,66]。これらの試験では，顆粒球コロニー刺激因子（granulocyte-colony stimulating factor：G-CSF）の一次予防的投与は許容しておらず，day 5〜14の10日間の予防的抗菌薬投与が行われている。発熱を伴わない好中球減少症の場合，G-CSFの治療的投与はすべきではない。一方でFNの場合でもルーチンにG-CSFの治療的投与をすべきではないが，高リスクの場合には治療的投与を考慮すべきである。また，FNの頻度が10〜20%のレジメンの場合，65歳以上の高齢者，栄養状態が悪い，治療前に好中球減少があるなどの高リスク症例では，G-CSFの一次予防的投与を考慮してもよく，TPF療法はこれに該当している。前コースでFNを認めた場合は次コース以降でもFNを発症する可能性が高いと予測されるため，次コース以降は減量あるいはスケジュール変更を検討する。しかし，治療強度を下げることが望ましくないと判断される場合には，G-CSFの二次予防的投与を行うことが許容されている。G-CSFの予防的投与の注意点として，抗がん薬投与中の投与で骨髄抑制がより強く出現する可能性があるため，抗がん薬投与終了後24時間以上経過してから投与を開始する[71]。一方，FNに対する抗菌薬の投与については，各種ガイドラインを参考に，リスク評価を行ったうえで初期治療（経験的治療）を行う[72]。抗菌薬の予防的投与に関しては，好中球数で100/

μL 以下となる期間が 7 日を超えて続くことが予想される場合にはキノロン系抗菌薬の予防的投与を考慮すべきとされている。TPF 療法においては重度の好中球減少症が遷延する可能性があることから，予防的な抗菌薬投与を積極的に検討すべきである。

4 術後治療（表 10）

1）術後再発高リスク患者に対する術後化学放射線療法

1970 年に術後放射線療法（RT）の有効性が報告されて以来，Stage Ⅲ/Ⅳの局所進行頭頸部扁平上皮癌に対しては，根治的外科切除後に術後 RT を行うことが標準治療であった[73]。しかし，局所再発割合 30%，5 年生存割合 40% 程度と満足できる治療成績ではなかった[74]。

術後 RT の効果に影響を与えるリスク因子が検討され，顕微鏡的切除断端陽性（incomplete resection：ICR）[16,74-76]，転移リンパ節の個数[77-79]，転移リンパ節における節外浸潤（extranodal extension：ENE）[16,75,76,78,80]，神経周囲浸潤[74,81]，静脈侵襲[75,81]，リンパ管侵襲[75,81] などが報告された。これらを有する術後症例に，CRT 群と RT 群を比較する無作為化第Ⅲ相試験（EORTC22931 試験[81]，RTOG9501 試験[15]）が実施され，術後 RT への CDDP の上乗せ効果が検討された。両試験で使用されたリスク因子（表 11）は異なるものの，両試験ともに CDDP-RT 群で局所制御率および PFS が有意に改善することが示された。

また，両試験の統合解析で共通するリスク因子であった ICR および ENE を有する場合，術後 CDDP-RT は生存割合を有意に改善させたが（HR=0.702），ICR・ENE 以外の因子のみの場合は CDDP の術後 RT への上乗せ効果は示されなかった[16]。これらの結果を踏まえ，現在，ICR と ENE を major risk，ICE・ENE 以外は minor risk と定義されている。major risk を有する場合は，再発高リスクとして術後に CDDP-RT を行うことが強く推奨される。minor risk のみを有する場合は，EORTC22931 試験[81]，RTOG9501 試験[15]，およびそのメタアナリシス[16]からは CDDP の上乗せ効果は証明されておらず，再発中間リスクとして術後 RT 単独が勧められる。

現在，再発中間リスクの予後を改善する試みとして，IMRT 単独と Cmab 併用 IMRT を比較する RTOG0920 試験[82]が行われており，その結果が待たれる。一方，いずれのリ

表 10　頭頸部扁平上皮癌術後の推奨治療

対象	推奨治療	併用する抗がん薬	総線量	開始時期
再発高リスク	CDDP+RT	CDDP 100 mg/m^2(iv)，3 週間毎，3 サイクル	66 Gy/33 Fr	術後 6〜8 週間以内
再発中間リスク	RT		60 Gy/30 Fr	術後 6〜8 週間以内
再発低リスク	経過観察			

表 11 術後化学放射線療法に関する臨床試験の概要

	EORTC 22931[83]	RTOG 9501[86]
患者数	334	459
再発リスク因子	・顕微鏡的切除断端陽性（切除 margin 5 mm 未満，ICR） ・節外浸潤（ENE）	
	・神経周囲浸潤 　(Perineural involvement) ・静脈腫瘍栓 　(Vascular tumor embolism) ・口腔・中咽頭癌で LevelⅣ/Ⅴ にリンパ節転移あり	・リンパ節転移 2 個以上
結果（CRT vs RT） 局所領域再発 DFS OS	18% vs 31%（5 年，p=0.007） 47% vs 36%（5 年，p=0.04）* 53% vs 40%（5 年，p=0.02）	22% vs 33%（3 年，p=0.011）* 47% vs 36%（3 年，p=0.04）** 56% vs 47%（3 年，p=0.19）

* プライマリーエンドポイント　** 原著では PFS

スク因子も有さない患者は 5 年局所再発割合 10%，5 年生存割合 83% と予後は良好であるため[83]，再発低リスクとして無治療で経過観察を行うことが勧められる。

　局所療法に対する化学療法の寄与を検討したメタアナリシスにおいて，特に 70 歳以上では化学療法の上乗せ効果が乏しいとされている[10]。しかし近年では，高齢者であっても全身状態が良好であれば非高齢者と同じ治療を行うべきだと考えられるようになってきた。実際に，米国 National Cancer Database（NCDB）に登録されていた 70 歳以上の major risk を有する局所進行頭頸部扁平上皮癌術後患者を対象とし，術後 CRT と術後 RT の比較が行われ，高齢者においても CRT が OS に寄与すると報告されており[84,85]，高齢者の再発高リスクでも適応を適切に検討すれば非高齢者と同様に術後 CRT の有効性が得られる可能性がある。ただし，前向き試験である EORTC 22931 試験[81]は 70 歳以上の高齢者は登録されておらず，RTOG9501 試験[15]でも 25 人と少数例の登録であり，適応の判断は慎重であるべきである。

　放射線療法に併用する化学療法については，術後化学放射線療法の有用性を示した EORTC22931 試験[81]と RTOG9501 試験[15]にて採用されている CDDP 100 mg/m^2 を 3 週間ごとに 3 回併用（3w-CDDP＋RT）することが標準的である。また，日本人において術後化学放射線療法として CDDP 100 mg/m^2 を併用することの安全性と忍容性については第Ⅱ相試験で確認されている[19]。一方で術後化学放射線療法として低用量の CDDP を毎週投与する化学放射線療法（weekly CDDP＋RT）の有効性を検討したいくつかの報告がある[86-88]。しかし，これまで 3w-CDDP＋RT と weekly CDDP＋RT を直接比較した十分な検出力をもった臨床試験は存在せず，weekly CDDP＋RT による術後 CRT を臨床試験以外で行うことは推奨されない。この臨床的疑問を解決すべく，本邦で局所

進行頭頸部扁平上皮癌術後の再発高リスク群に対して3w-CDDP＋RTとweekly CDDP＋RTを比較するJCOG1008試験[89]が行われている。

CDDP以外の抗がん薬の併用については，Cmab＋weekly CDDPとCmab＋weekly Docetaxel（DTX）の放射線治療との併用を検討したRTOG0234試験の報告がある。本試験では，Cmab＋DTX併用化学放射線療法の良好な成績が示されているが，標準治療である3w-CDDP＋RTとの比較試験ではない[90]。また，CDDP以外の抗がん薬の術後RTへの上乗せ効果は，小規模なRCTでその有用性が示唆されているが，十分な検出力を有する臨床試験ではない[91,92]。以上より，CDDP以外の抗がん薬の併用は術後治療としては使用しないことを勧める。

照射線量に関しては，局所進行頭頸部扁平上皮癌術後再発高リスク患者を対象に，総線量の異なる術後RTを比較するRCTの結果が報告され[93]，ENE陽性患者で，63 Gy/35 Fr以上照射された群が，57.6 Gy/32 Fr照射された群より有意に再発割合が低いことが示されている。また，RTOG 9501試験[15]，EORTC 22931試験[81]ともにmajor riskであるICRまたはENEが存在した部位への総線量は66 Gy/33 Frと規定されていた[15,81]。以上より，局所進行頭頸部扁平上皮癌術後再発高リスク患者に対する術後CRTにおいて，major riskの存在した部位への予定総線量は，リスク臓器への線量制限がない場合は66 Gyに設定するのが望ましい。

術後CRTの開始時期については，局所進行頭頸部扁平上皮癌術後再発高リスク患者において，根治的外科切除後から術後RT終了までの総治療期間が10週以下で5年局所制御率が76％であったのに対し，11～13週は62％，14週以上は38％と，総治療期間の延長に伴い有意に局所制御率が低下することが示されている[82]。また，5年生存割合も48％，27％，25％と総治療期間の延長に伴い有意に低下する[82]ことから，通常分割照射が約7週間の治療期間であることを考慮すれば，術後6週以内の放射線治療の開始が望ましいと考えられる。さらに，EORTC 22931試験[81]では術後8週以内に大部分が治療開始され，RTOG 9501試験[15]では術後8週間以内の開始が規定されていた。

以上より，術後CRTの開始時期は術後6～8週以内が望ましい。

2）術後化学療法，放射線治療後化学療法の意義

頭頸部がんの術後治療として化学療法を単独で実施することの有用性については，さまざまな検討がなされている。しかし，手術療法または放射線治療後に化学療法を行うことの有用性はこれまで示されていない[10,94]。ただし，上咽頭癌については局所療法であるCRT後に追加化学療法を行う治療戦略の有効性が，複数の第Ⅲ相試験において示されている[95,96]。

本邦でも，UFTによる局所治療後の化学療法の効果が検証されたが，3年生存割合，3年無再発割合のいずれにおいてもUFT群の有用性は証明されていない[97]。さらに術後もしくは放射線治療後の再発予防を目的とした化学療法として，S-1とUFTを比較す

るRCTが行われ[98]，主要評価項目である無病生存割合（disease-free survival：DFS）では有意差が認められなかったが，副次的評価項目に設定されていたOSにおいてS-1がUFTに比べて有意に優れていることが報告された。しかし同試験は，対象患者の設定や，試験治療として先行研究で有効性が示されなかったUFTに設定されている点など，問題点が多い。このため，本試験の結果は根治治療後の化学療法の有用性を示すエビデンスとはなり得ない。

　以上より，現在の標準治療である3w-CDDP＋RT以外で，再発予防・治癒率の向上を目的とした術後治療として生命予後の改善に寄与した治療法は存在しない。このため，術後および放射線治療後の化学療法単独による治療は臨床試験にて検討すべきであり，十分な科学的根拠はなく，行わないことが勧められる。

E 再発・転移頭頸部がんに対する薬物療法

1 再発・転移頭頸部がんに対する標準的な初回薬物療法と，その意義・目的・適応

　　手術療法や放射線療法の適応がない再発・転移頭頸部がんの場合，治癒が得られることはほぼなく，未治療であれば予後は2～4カ月程度である[99]。しかし，薬物療法は緩和ケア単独と比較し有意に生存期間延長とQOL改善をもたらすことが示されており[100]，腫瘍縮小，症状緩和が目的になることを含め考慮すべき治療である。

　　適応は，前述（p.16，Ⅰ-C）の項目を中心に組織型を加味して十分に吟味する必要がある。高齢者に対しては，70歳以上でも以下でも予後は同等に期待できるが，重篤な毒性の出現と治療関連死亡は増加するため，適応の判断は慎重にすべきである[101]。

2 再発・転移頭頸部扁平上皮癌に対する初回薬物療法

　　CDDP単独は，緩和ケア単独と比較して有意に生存期間の延長を示し，奏効割合（response rate：RR）は平均28％（14～41％）で再発・転移頭頸部扁平上皮癌における治療法として広く用いられていた[102]。

　　CDDPに5-FUを加えたCDDP＋5-FU療法（PF療法）は，CDDP単独と比較してOSに有意な改善はないものの，RRが高いことから，標準的化学療法と認識され比較試験におけるコントロールアームとして使用されてきた[103,104]。CDDPにタキサン系薬剤を加えた併用療法も検討されてきたが，PF療法を上回る治療成績は報告されていない[105]。CDDPにCmabの上乗せ効果を検証したRCTでは，RRは26％ vs 10％とCmab併用群が有意に優れているも，PFS，OSにて有意差は認めておらず[106]推奨されない。

　　白金製剤をベースとした化学療法（CDDP or CBDCA＋5-FU）にCmabを加える意義を検証した第Ⅲ相試験が，EXTREME試験[107]である。対象には，白金製剤未治療の患者のみならず，化学放射線療法などの根治治療の中で白金製剤が最終投与されてから6カ月以上経過して再発・転移をきたし，白金製剤感受性ありと判断された患者も含まれていた。双方に共通の白金製剤はCDDPだけでなくCBDCAも許容しており，化学療法を最大6サイクルまで投与可能とし，その後，病状悪化あるいは毒性が許容できなくなるまでCmab単剤の投与が継続された。OS中央値は7.4カ月と10.1カ月で有意にCmab療法群で優れ，さらにPFS，RRでもCmabの上乗せ効果，症状緩和効果，QOL維持効果が示された[108]。このことから現在，再発・転移頭頸部扁平上皮癌における標準的な初回薬物療法は白金製剤をベースとした化学療法＋Cmab療法とされ，本邦でも安

全性が確認されていることから[109]，全身状態良好な臨床試験に適格となる患者の場合に本治療は推奨される。

　サブ解析ではあるが，許容されている CBDCA＋5-FU 療法が行われた患者では，Cmab 併用で PFS では 5.3 カ月 vs 3.2 カ月［HR 0.50（95%CI 0.35-0.72）］，と上乗せ効果を認めるものの，OS では 9.7 カ月 vs 8.3 カ月［HR 0.98（95%CI 0.69-1.34）］と有意差は示せておらず，RR も PF＋Cmab 群 38.9％に対し CBDCA＋5-FU＋Cmab 群 30.4％であり[107]，CDDP の使用をまず考慮すべきである。

　PTX＋CBDCA＋Cmab 療法は，本邦における第 II 相試験にて，RR 40％，PFS 中央値 5.2 カ月，OS 中央値 14.7 カ月，さらに毒性も許容可能かつ外来で投与できることが示された[110]。PF＋Cmab との優劣は第 III 相試験で検証されておらず，PF＋Cmab より推奨グレードは劣る。

　白金製剤投与が不適な再発・転移頭頸部扁平上皮癌の初回治療として PTX＋Cmab 療法の第 II 相試験が行われ，RR 54％，PFS 4.2 カ月，OS 8.1 カ月と報告されているが[111]，白金製剤投与が可能な場合の有用性は明らかでなく，PF＋Cmab との優劣も報告されていないことから，白金製剤投与可能な患者への投与は推奨できない。

　CDDP を含む 3 剤併用（PTX＋CDDP＋5-FU，TPF，PTX＋IFM＋CDDP or CBDCA），あるいは 4 剤併用（MTX＋VLB＋ADM＋CDDP）療法は，高い奏効が得られるものの FN を主とした重篤な毒性の頻度が高く，単剤や 2 剤併用療法より優れているという第 III 相試験のデータもない。再発・転移例を対象とした TPF 療法と PF 療法の RCT は，局所進行頭頸部がんに対する ICT とは異なり第 III 相試験はなく，小規模の第 II 相試験が存在する程度である。43.5〜44％程度の RR が認められるも，FN は 15〜25％ と高頻度であり安全性が懸念される[112,113]ため，TPF 療法を含む 3 剤併用療法は，再発・転移頭頸部扁平上皮癌に対しては推奨されない。4 剤併用療法に関しても MTX＋VLB＋ADM＋CDDP 療法と CDDP＋5-FU 療法，CDDP 単剤療法を比較した第 III 相試験が報告されているが，MTX＋VLB＋ADM＋CDDP 療法の OS，PFS における優位性は示されていない[114]。

3　二次治療以降の薬物療法

　白金製剤抵抗性を示す頭頸部扁平上皮癌の二次治療としてこれまで数多くの薬物療法の臨床試験が行われてきたが，第 III 相試験にて生存の延長を示したのは，ニボルマブと担当医治療選択群（DTX，MTX，Cmab）とを比較した国際共同試験の CheckMate-141 試験[115]のみである。対象は，白金製剤を含む化学放射線療法後 6 カ月以内に再発・増大，あるいは再発・転移に対して白金製剤を含む薬物療法後 6 カ月以内に増大した患者を，白金製剤抵抗性と定義して登録した。主要評価項目である OS は 7.5 カ月 vs 5.1 カ月とニボルマブ群で有意に優れ，さらに症状緩和効果，QOL 維持効果についてもニボルマ

ブ群が有意に良好であることが示された[116]。以上の結果から，現在，白金製剤抵抗性の頭頸部扁平上皮癌に対する標準治療はニボルマブと認識されている。CheckMate-141試験の日本人を含むアジア人サブグループの解析により日本人での安全性，有効性も示されており[117]，本邦でも白金製剤抵抗性の頭頸部扁平上皮癌の標準治療としてニボルマブが推奨される。

　ニボルマブ以外の選択肢としては以下のようなものが挙げられる。PTX＋Cmab療法は第3相試験では検証されていないが，前述の通り白金製剤投与が不適な再発・転移の初回治療として第Ⅱ相試験にて有用性を示しており[111]，治療選択肢の一つになる。

　CheckMate141試験におけるサブ解析において，DTXはニボルマブとの比較にてOSのHR 0.82（95%CI 0.53-1.28）と統計学的有意差は認められなかった。サブ解析であり，断定的なことはいえないが，他の薬剤よりもニボルマブのメリットが少ない可能性があることが示唆される。DTXは，再発・転移頭頸部がんを対象に本邦で実施された第Ⅱ相試験にて奏効割合22.2%と報告されている[118]。白金製剤治療歴を有する患者を7割以上含む症例群を対象に実施されたPTX単剤療法の第Ⅱ相試験では，RR 29%，PFS中央値3.4カ月，OS中央値14.3カ月が報告されている[119]。S-1単剤療法については，進行・再発頭頸部がん患者を対象とした第Ⅱ相試験にて奏効割合34.1%（29/85），放射線療法，および白金製剤と5-FU系抗がん薬の併用療法等の既治療再発症例に対しても30.4%（21/69）と報告されている[120]。Cmab単剤（本邦では単剤使用は適応外）は白金製剤による治療歴を有する頭頸部扁平上皮癌を対象とした第Ⅱ相試験にて，RR 13%，病勢制御率46%，PFS中央値70日が報告されており[121]，欧米では二次治療として実施されている。なお，欧米では白金製剤による治療後の二次治療としてMTXもよく用いられているが[122,123]，本邦では頭頸部がんに効能追加がされていない。

　二次治療以降は全身状態が悪化していることもあり，その適応は治療によるメリット・デメリットを鑑みて慎重に検討すべきである。

4　再発・転移唾液腺癌に対する薬物療法

　唾液腺悪性腫瘍の発症率は約3/10万人とされ稀少がんの部類に入り，多彩な組織型が存在するが，大規模な臨床試験が行われておらず，確固とした薬物療法のエビデンスは確立されていない。

　抗腫瘍効果を示す薬剤として，CDDP，CPA，DOX，PTX，VCRなどがあり，これら単剤または併用療法の第Ⅱ相試験を含む治療成績は，奏効割合14～50%，生存期間中央値12.5～26.5カ月と報告されている[124-132]。また，唾液腺導管癌などではHER2過剰発現，アンドロゲン受容体陽性などを認めることがあり，それぞれ抗HER2薬であるトラスツズマブ（Tmab）や抗アンドロゲン療法などの有効性が報告されているが，本邦では唾液腺癌に対する効能追加はされていない[133-136]。以上より，再発・転移唾液腺癌

表12　再発・転移頭頸部がんのレジメンと推奨グレード

白金製剤感受性のある初回薬物療法

レジメン	用量	用法	推奨グレード
PF＋Cmab	・CDDP 100 mg/m^2 iv, day 1 あるいは CBDCA AUC 5, iv, day 1 ・5-FU 1000 mg/m^2, civ. day 1〜4 ・Cmab 400 mg/m^2（初回）→250 mg/m^2（2回目以降）　毎週投与	PFは3週毎，最大6サイクルまで。 以後，PDまたは許容できない毒性が出現するまでCmab単独投与を継続	B
PTX＋CBDCA＋Cmab	・PTX 100 mg/m^2, day 1, 8 ・CBDCA AUC 2.5, day 1, 8 ・Cmab 400 mg/m^2（初回）→250 mg/m^2（2回目以降）　毎週投与	PTX, CBDCAは3週毎，最大6サイクルまで。 以後，PDまたは許容できない毒性が出現するまでCmab単独投与を継続	C1
PTX＋Cmab	・PTX 80 mg/m^2 ・Cmab 400 mg/m^2（初回）→250 mg/m^2（2回目以降）　毎週投与	PDまたは許容できない毒性が出現するまで	C2
TPF	・DTX 75〜80 mg/m^2 iv.day 1 ・CDDP 100 mg/m^2 or 40 mg/m^2 day 2, 3 ・5-FU 1000 mg/m^2 civ. day 1〜3 or day 1〜4	3週毎，3サイクル	D

二次治療以降の薬物療法

レジメン	用量	用法	推奨グレード
ニボルマブ	・ニボルマブ 3 mg/kg day 1	2週毎，PDまたは許容できない毒性が出現するまで	B
PTX＋Cmab	・PTX 80 mg/m^2 ・Cmab 400 mg/m^2（初回）→250 mg/m^2（2回目以降）　毎週投与	PDまたは許容できない毒性が出現するまで	C1
PTX	PTX 100 mg/m^{2}毎週投与	6週連続投与2週休薬：7週毎	C1
DTX	DTX 60 mg/m^2	3〜4週毎	C1
S-1	40〜60 mg/回 （体表面積に応じて用量決定）	1日2回，28日間経口投与後に14日間休薬	C1

の薬物療法については，各組織型に特徴的な多様な進行速度，腫瘍関連症状の有無，本邦で利用可能な薬物の適応等に配慮して実施を考慮してもよい。

頭頸部がん治療における支持療法

1 治療中に推奨される栄養補給路

　栄養補給の経路としては，経口，経腸，経静脈の3つに大別される。咀嚼・嚥下・腸管機能に問題がなければ経口摂取が第1選択となるが，がん自体の影響のみならず，放射線療法（RT）の副作用である口腔・咽頭粘膜炎，口腔内乾燥，味覚障害，嚥下障害などが化学放射線療法（CRT／Cmab-RT）では高率に生じる。特にほぼすべての患者に生じる粘膜炎により，何らかの栄養補給を必要とする状態を高率に引き起こすため，栄養管理とその補給路の確保は治療開始前から必須の検討項目である[137]。

　栄養補給路は図3のように選択していく[138]。経静脈栄養法は，腸管粘膜の萎縮，bacterial translocation（細菌や細菌が産生するエンドトキシンが腸管壁を透過する現象），腸管蠕動運動の異常，感染症合併などの問題があるため，腸管機能に問題がある場合を除き，経腸栄養法が第1選択である。

　経腸栄養法における経鼻，胃瘻の2つの経路は表13のような利点と欠点があり，どちらがより優れた栄養補給路であるかについては意見が分かれており，明確な結論は出

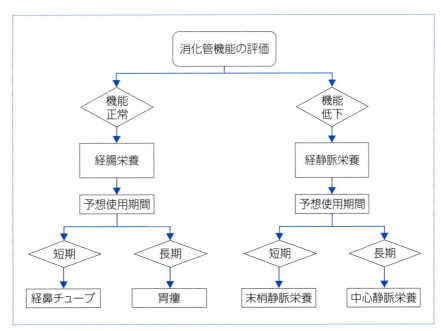

図3　栄養補給路の選択方法
（ASPEN Board of Directors and the Clinical Guidelines Task Force. Guidelines for the use of parenteral and enteral nutrition in adult and pediatric patients. JPEN J Parenter Enteral Nutr. 2002；26（1 Suppl）：1SA-138SA. より引用して改変）

表13 経鼻栄養法と胃瘻栄養法の比較

	経鼻栄養法	胃瘻栄養法
手技	容易	内視鏡検査および手術の手技が必要
感覚	通過部位の慢性的な不快感	腹部の軽微な違和感
管理	入院管理が必要	外来管理が可能
構造	径が細く長いため詰まりやすい	径が太く短いため詰まりにくい
依存度	低い傾向	高い傾向
費用	低額	高額
合併症	気管内への誤挿入 通過部位の粘膜傷害・潰瘍形成	腹膜炎 瘻孔周囲炎，不良肉芽

ていない。現時点では，ガイドラインおよび口腔・咽頭粘膜炎の発生頻度と期間などから胃瘻造設がより望ましいと考えられる[138-142]が，栄養補給路を必要とする期間，治療前の栄養状態，合併症，原発部位，病変の広がり，患者理解度などを考慮し，個々の症例に応じて決定すべきである。

　なお，胃瘻を用いることで，嚥下運動を行う機会が減少し，治療終了後の嚥下障害や下咽頭・頸部食道の狭窄を生じるリスクが高まるとの意見もあるが，治療期間中の胃瘻からの栄養補給と経口摂取の併用，適切なリハビリテーションなどを行うことでそのリスクを低減できるとの報告もあり，早期からの適切な介入が必要である[143]。さらに，胃瘻を造設する消化器内視鏡医，消化器外科医などとの診療連携が重要であり，胃瘻造設の是非は個々の医療機関の体制に依存している現実も考慮する必要がある。

　胃瘻栄養法を選択した場合の造設の実施時期については，予防的か待機的かの議論があるが，一定の見解は得られていない。予防的胃瘻造設は，体重の維持，治療開始前の栄養状態の維持・改善，QOLの改善，毒性による治療中断の回避，治療完遂率の向上，入院期間の短縮につながるとの報告が多数ある[144-146]。待機的胃瘻造設は胃瘻栄養への依存期間が短く，体重減少率，生存割合において予防的胃瘻造設との差はないためこれを勧める報告がある[147]反面，粘膜炎などの治療合併症，腹膜炎などの造設手技の合併症によるRT休止の危険性が高くなるとの意見もある。したがって，個々の症例の栄養状態の経過，照射範囲などを考慮し，NSTを交えた検討が必要である。

2 頭頸部がん薬物療法における栄養管理

　頭頸部がんにおけるCRTではGrade 3以上の粘膜炎が，CDDP-RTで41〜45%[14,19,26,27]，Cmab-RTで56〜73%[34,35]に生じると報告されている。加えて嘔気・嘔吐，味覚障害，口腔乾燥，嚥下障害など，刻々と変化するさまざまな栄養障害のリスクが加わる。その結果，経管栄養が必要となるのはRT単独で15〜39%，CDDP-RTで49%，

Cmab-RTで26％と報告されている[148]。CRT中，積極的に栄養療法の介入を行わなかった場合には，平均して5～10％程度体重が減少するとの報告が多い。なかには平均で10％を超えた報告[149,150]もあり，CRTを行う頭頸部がん患者は栄養障害のハイリスク症例として取り扱うべきである。

CRT開始前の体重減少は，CRTの一次治療効果[151]や有害事象だけでなく生命予後[152]の増悪因子にもなることが報告されている。例えば20％以上の体重減少を示した群では治療の休止，中止，感染，再入院率，治療終了30日以内の死亡のいずれもが有意に増加し[153]，10％以上の体重減少群では腎機能障害リスクが高くなっていた[154]。さらに，5％以上の体重減少群でも有意に5年粗生存割合が不良となり[152]，高度の咽頭粘膜炎が認められていた[155]。

一方，個々の栄養素や微量元素を用いた介入により，RTやCRTの障害を軽減しようとする試みも報告されている。グルタミン（Gln）に関しては，うがい[156]，経静脈的投与[157]，経口的投与[158,159]で効果が検討され，いずれも投与群ではCRTにおける粘膜炎がより軽度であった。放射線皮膚炎も，Gln＋アルギニン（Arg）＋β-hydroxy-β-methyl-butyrate（HMB）との合剤含有経口栄養補助剤投与群でより軽度であった[160]。さらに，Gln投与が化学療法由来の下痢を抑制することが示されており[161]，メタアナリシスで下痢の持続期間を短縮する効果があると結論づけられている[162]。亜鉛に関しては，RT中に投与することで味覚障害[163]や粘膜炎[164,165]，皮膚炎[165]が低減できたという報告はあるが，現時点で有効性を示す明確な根拠はない。

栄養管理においてはその指導方法も重要である。看護師による一般的な栄養指導と比較して，栄養士による定期的・個別的な栄養指導が頭頸部がんCRT中の体重減少と栄養状態の増悪を抑制することが複数のRCTにより示されている[166]。本邦では，院内NSTによる定期的な栄養コンサルテーションを受けることが現実的な対応と考えられ，栄養カウンセリングが強く推奨される。

頭頸部がんCRTでは治療前・治療中の栄養不良状態が有害事象の重症化，治療完遂率の増悪，長期予後の悪化などのアウトカムに結びつく可能性が高い。よって治療前・治療中の栄養管理は極めて重要であり，栄養に関するチーム医療体制の充実が必要不可欠である。

3 粘膜障害の管理

1）頭頸部がんに対するCRTに伴う口腔粘膜炎

頭頸部がんに対するCRTで問題となる毒性の一つが，口内炎・粘膜炎である。CRT中の口腔内合併症の発症には，口腔常在菌による感染が影響している。RTによる唾液腺障害が口腔を乾燥させ，口腔粘膜の抵抗性と自浄作用の低下により細菌が繁殖し，それを吸い込んでしまうことで誤嚥性肺炎を引き起こす。また，粘膜炎に伴う疼痛により

食事の摂取量が減少して栄養状態の低下を招き，感染悪化を助長させる。さらに抗がん薬を併用すると，副作用による粘膜炎の増強と免疫能低下により，口腔内感染の発症と悪化につながる[167,168]。このような経過がQOLを低下させ，治療の完遂に影響を与えて治療成績の低下を招く原因となるため，栄養管理（pp.39～41, I-F-1, 2）を含めた予防と早期対応が重要である。

2）歯科受診

治療開始前に歯科を受診し，歯・歯周組織と口腔衛生状態を把握する。必要に応じて抜歯などの処置を行い，適切なブラッシング指導，洗口用薬剤による管理方法の説明，口腔粘膜炎が出現した場合のケア方法などの患者教育も重要である。治療中も歯科医・歯科衛生士との連携を密にし，口腔ケア指導を継続する[169]（p.12, I-A-3-3)-(1))。

3）口腔ケア

口腔ケアとは，口腔内を清潔で湿潤した良好な状態に維持する管理であり，頭頸部がん治療においては治療開始前から継続して行うことが必須である[169]。

口腔内の保清と保湿を目的に，含嗽薬を用いた含嗽が有用である。口内用保湿剤や人口唾液などにより口腔内乾燥を予防することも可能である。「がらがら」うがいは，咽頭まで含嗽薬がいきわたり誤嚥のリスクが高まるため控えるべきであり，頬の振動による，いわゆる「ぶくぶく」うがいを徹底させる。できない場合は，口に水を含んで吐き出すだけでも効果的である。含嗽薬としては，アズレンや重曹など低刺激で抗炎症作用や中和作用のあるものが望ましい。鎮痛目的で含嗽薬にリドカイン（キシロカイン）を加えることもある。ステロイド外用薬は感染を助長させる危険性があり安易な使用は控えるべきである。

4）疼痛治療

口腔，咽頭の痛みはそれ自体が苦痛になるほか，睡眠障害や摂食障害などにも関連する。患者のQOLや治療意欲を減退させる一因にもなるため，積極的に疼痛コントロールを行う。口腔の痛みは上述した含嗽で，咽頭痛は内服で対応する。投薬方法はOpioid based pain control program（図4）に準じ[44]，まず，粘膜保護剤やリドカインを添加した洗口水での洗口を施行し，さらに強い疼痛を認める場合は，非オピオイド系の鎮痛薬（アセトアミノフェン）を使用する（ステップ1）。疼痛が増強した場合，速効製剤のオピオイド（オプソ®，オキノーム®など）を毎食前に追加する（ステップ2）。速効製剤のオピオイドでも疼痛が高度の場合は，長時間作用型のオピオイド（モルペス®，ピーガード®，オキシコンチン®など）を投与する。内服が困難な場合でも，オピオイドなどの薬剤は胃瘻や経鼻チューブなどの経管投与が可能である。また，高度の疼痛のためにオピオイド・ローテーションを考慮する際や，胃瘻や経鼻チューブが使用できない場合

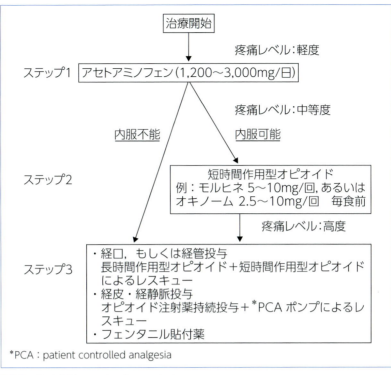

図4 Opioid based pain control program

は，オピオイド注射薬の持続投与やフェンタニル貼付薬などを使用し，疼痛を最小限に抑える（ステップ3）。

5）感染を併発した場合の治療

診察上は変化がないのに疼痛が急速に悪化する場合は感染を疑い，血液検査や各種培養検査を実施することが推奨される。感染が確認された場合には，原因菌を特定し適切な抗菌薬や抗ウイルス薬等による治療を開始する。特に粘膜炎による白苔は時にカンジダとの鑑別が必要となる。カンジダ感染が確定した場合は抗真菌薬の使用を考慮する。

4 放射線皮膚炎

放射線皮膚炎はその照射野内で発生する皮膚の障害を指す。皮膚の変化は治療が進むにつれて，初期は皮膚の発赤乾燥，乾性落屑（Grade 1）が起こり，次第に発赤が強くなり皮膚の表面構造が破綻して滲出液を伴う湿性落屑（Grade 2）を伴うようになり，重症の場合は軽度の刺激で出血を伴う（Grade 3）ようになる。これらを適切に管理することは，治療完遂を達成するうえで重要な支持療法の一つである。

RTに限らず，損傷した皮膚組織は湿潤環境にてより創傷治癒能力が高まると報告さ

れている[170]。乳腺領域では丁寧な洗浄と保湿が放射線皮膚炎管理に有用であるという比較試験が複数あることから[171,172]，RTによって損傷した皮膚組織を保湿することは適切な処置といえる。頭頸部がんにおいても，RT・CRTを実施した患者を対象とした皮膚管理の第Ⅱ相試験[46]において，洗浄と保湿処置のみで治療の妨げになる重度の皮膚炎はなかったと報告されており，保湿は強く推奨される。

ステロイド外用薬の有用性は，乳腺領域に対する放射線療法では掻痒感の緩和など効果が期待できると報告されている[173]。しかし，頭頸部領域との最大の違いは皮膚炎の重症度であり，乳腺領域ではGrade 2以上の湿性落屑の状態はあまり想定されていない。頭頸部領域ではステロイド外用薬の有用性を検証した前向きの臨床試験の報告はなく[171,173]，前述の試験[46]でも，洗浄と保湿処置のみでステロイド外用薬は使用していない。また，皮膚感染のリスクを高めることから，重症の皮膚炎に対する使用は感染の悪化につながる危険性もある。以上から，頭頸部領域の放射線皮膚炎に対してステロイド外用薬の有用性について明らかなエビデンスはなく，感染のリスクが危惧され推奨できない。

現在，頭頸部がんに対して行われているCRTとして，CDDP-RT，Cmab-RTが標準治療として行われている。Intergroup 0126試験[27]ではGrade 3以上の放射線皮膚炎出現率がRT単独7％，CDDP-RT 2％，RTOG 91-11試験[16]ではRT単独9％，CDDP-RT 7％といずれも差はなく，CDDPを放射線療法と併用しても急性期の放射線皮膚炎の増悪に明らかな影響はない。しかし，Cmab-RTにおいては照射野外にも皮膚症状が出現するため，対応は複雑化してくる。照射野内の皮膚炎管理についての検討がなされ[174]，多様な治療法が提案されるも推奨グレードの設定は困難であり，皮膚管理の基本である保清，保湿を継続して行うとともに個々の状態に応じた対応（p.45，Ⅰ-F-5-2））が許容される。

したがって，現時点で照射野内の放射線皮膚炎に対する処置方法は，使用する抗がん薬，分子標的薬にかかわらず，基本は標準的なRT単独の対応と同様でよい。

5 Cmabに対する支持療法

Cmabは従来の抗がん薬のような嘔気・嘔吐，食欲不振，骨髄毒性などの副作用は少ないが，抗体薬特有のinfusion reaction（IR）や皮膚毒性を有しており異なる管理が必要である。

1）infusion reaction（IR）

IRは，薬剤投与より24時間以内に現れる過敏症などの症状の総称である。IgEを介したⅠ型アレルギー反応のほかに，これとは異なる発生機序によっても生じるとされているが，明確な機序は未だ不明である[175,176]。ステロイドや抗ヒスタミン薬による前投薬の使用で頻度は低下するが，Grade 3以上のIRは2～3％と報告されている[35,108]。約90％

は初回投与時に生じ，重篤なものは投与後早期に多い。軽・中等度では悪寒や発熱，浮動性めまいなど，重篤な場合は呼吸困難や気管支痙攣，低血圧，ショックなどのアナフィラキシー症状，心停止などを呈する場合がある。

対策として，投与2回目までは投与中のモニタリングおよび投与後の経過観察が勧められる。Grade 1〜2では投与を減速し，アレルギー対策などの投薬で投与継続は可能である。Grade 3以上ではより迅速な介入と厳重な管理を必要とし，再投与は控えるべきである。

2) 皮膚毒性

多様な皮膚毒性を高率に認めるが，程度と抗腫瘍効果が相関すると考えられており[177]，適切な管理を行い安易な休止・中止を避けることが重要である。投与開始後，約1〜2週間程度でざ瘡様皮疹が生じ，5〜6週間程度で消退する。脂漏性皮膚炎様皮疹を併発することもある。約3〜5週間後には乾皮症（皮膚乾燥）が生じ，皮膚亀裂が生じることもある。また，約4〜8週間後に爪囲炎を発症する[178]。ざ瘡様皮疹の多くは投与開始3週間以内に集中し，その頻度は約70〜80％と報告されている[34,107]。ざ瘡様皮疹は，顔面，前胸部，背面部，前腕などに現れるにきびのような発疹と，それに付随する炎症である。通常のざ瘡とは異なり，主に無菌性の炎症性皮疹であるため，ステロイド外用薬と抗炎症作用を有する抗菌薬の内服を行う。脂漏性皮膚炎様皮疹は，眉毛部，口囲，覆髪頭部に黄色調の痂皮の付着する紅斑として認められる。

ステロイド外用薬は皮疹の症状の発現時点から開始し，経皮吸収率が異なるため皮疹の発現部位によって塗布するステロイド外用薬のランクを変え，顔面にはmedium（Ⅳ群），体幹にはvery strong（Ⅱ群）を用い，また使用感を考慮して顔面にはクリーム，体幹には軟膏を使用する。副作用として，細菌・真菌感染，皮膚萎縮，毛細血管拡張，多毛，色素沈着，ステロイド紫斑，酒さ様皮膚炎などがある。その場合は，アダパレンゲルなどに変更する。ただし，脂漏性皮膚炎様皮疹はアダパレンゲルで悪化するため，タクロリムス軟膏などを使用する。

テトラサイクリン系抗菌薬であるミノサイクリン（MINO）は，抗炎症作用を目的に使用する。MINOの開始時期に明確な決まりはないが，治療開始当日から内服を開始することも多い。肝機能障害や眩暈を呈することがあり，必要に応じ減量や中止を考慮する。

掻痒感が強い場合は，鎮静作用・抗コリン様作用の少ない第2世代抗ヒスタミン薬を第1選択とする。特にフェキソフェナジンは，肝腎機能低下症例に対しても使用しやすく，皮膚掻痒感に対して有効性が証明されている[179]。掻痒感の改善がない場合は，第1世代抗ヒスタミン薬の併用も検討する。

乾皮症（皮膚乾燥）に対しては，ヘパリン類似物質などの保湿剤が有効である。発症時期は把握しにくいため，予防的な保湿剤の塗布を勧める。皮膚亀裂を伴うこともある

ため，刺激性のある尿素製剤は使用しない。症状に応じて，手袋の着用やステロイド外用薬，サリチル酸ワセリン，ハイドロゲル創傷被覆・保護材などが有効である。

爪囲炎は手足の爪全体に爪の発育障害，爪周囲の皮膚裂傷，疼痛，出血を認め，重篤化すると肉芽，膿瘍を合併する。軽症であればステロイド外用薬や硝酸銀塗布で対処するが，すぐには改善しないため，ガーゼ保護やテーピング処置で対応する。重篤化した場合は，爪甲の切除や人工爪形成術，凍結療法が適応となる。早期に皮膚科医と連携して治療を行うことが重要である（p.11，Ⅰ-A-3-1)-(11)）。

上記の対応を行っても Grade 3 の皮膚症状が発現した場合には Cmab の投与を延期し，Grade 4 の場合には投与を中止する。皮膚症状が Grade 2 以下に回復した場合は，減量して投与再開するが，再度皮膚症状が再燃する場合もあり，注意深い観察と管理が必要である。なお，放射線皮膚炎発現時における Cmab の用量調節は不要である。

3）薬剤性間質性肺炎

薬剤性間質性肺炎は，あらゆる抗がん薬で生じうる有害事象の一つであり，Cmab においても注意が必要である。本邦の大腸がん領域での Cmab の市販後調査では，間質性肺炎の発生頻度が全 Grade で 1.2％，Grade 3 以上で 0.7％であった。頭頸部がん領域では，治験の時点で報告はなかったものの，市販後では Cmab-RT において間質性肺炎の報告が散見され死亡例も出ている。治療前評価，治療中観察，発症時の治療などについては熟知しておくとともに，呼吸器内科専門医を加えたチーム医療の体制を整備しておく必要がある。

治療開始前のリスク評価は重要であり，喫煙歴，肺への放射線治療歴，既存の間質性肺炎，高齢などの項目を有する症例については常に注意が必要である。

初期の臨床症状は乏しく，乾性咳嗽，微熱，息切れなどが出現した際には本疾患を疑い画像検査を行うが，レントゲン検査では初期の間質影が見逃されることも多く，発症早期の CT 検査が勧められる。間質性肺炎がより強く疑われる場合には，各種感染症（真菌，細菌，ウイルス），うっ血性心不全，肺血栓塞栓症などの鑑別疾患を除外するために，血液生化学検査（KL-6，SP-D を含む），喀痰培養検査を行うとともに，必要に応じて気管支鏡検査，心エコー検査なども行う。治療については，軽症であれば経過観察，中等症であればステロイドの内服，重症例ではステロイドの点滴静注[180]などが呼吸の管理下で行われるため，呼吸器内科専門医の介入は必須である。

4）低マグネシウム血症

抗 EGFR 抗体薬は尿細管の EGFR を阻害し，それに伴いマグネシウム（Mg）濃度の調節に関与する TRPM6（transient receptor potential melastatin 6）を介した再吸収が阻害され，低 Mg 血症をきたす[181]。Cmab は他の抗がん薬と併用されることも多く，腎障害による Mg の再吸収低下，消化器症状による摂取量減少も低 Mg 血症の一因となる。

また，低Mg血症の際には尿中へのK喪失による低K血症，副甲状腺ホルモン（parathyroid hormone：PTH）分泌不全と骨のPTH抵抗性に起因する低Ca血症も生じうるため，他の電解質異常にも留意する。症状として，手のこわばり，足がつる，こむらがえり，疲労，傾眠など，軽症〜中等症がほとんどであるが，重症化すると痙攣，性格変化，頻脈，不整脈などをきたす。症状出現時には重症化している場合もあり，定期的な検査の実施と早期の補正が推奨される。

血清Mg値がGrade 2（<1.2 mg/dL）の場合には，心電図検査（QTc延長の有無を確認）とMg補正への対応を開始し，Grade 2より介入してもGrade 3（<0.9 mg/dL）になってしまったときには，減量もしくは休薬を検討する。血中のMg濃度の上昇に伴いヘンレループにおけるMgの再吸収が妨げられることから，低Mg血症による症状がなければ，食事指導（緑色野菜，穀物，肉類などの摂取）や経口でのMg補充（硫酸Mg）を行う[182]。注射製剤でMgを補正する場合，その許容量は100 mEq/12 h，許容投与速度は20 mEq/hとされている。なお，硫酸Mgはリン酸イオンを含む薬剤と配合変化をきたすため，生理食塩液もしくは5%ブドウ糖液への混注とする。

6 免疫チェックポイント阻害薬の支持療法

頭頸部がんにおいても，免疫チェックポイント阻害薬である抗PD-1抗体薬のニボルマブが保険承認に伴い実地臨床で用いられるようになったが，稀ではあるものの特徴的な有害事象である免疫関連有害事象（immune-related adverse events：irAE）の出現に注意が必要である。

免疫チェックポイント分子は免疫反応の恒常性維持に関与しており，自己抗原に対する末梢性免疫寛容の成立と，その破綻の結果生じる自己免疫疾患の発症に深く関わっている[183]。そのため，PD-1などのco-inhibitory moleculesをブロックする抗体である免疫チェックポイント阻害薬では，免疫の調整が正常に機能せず，自己免疫疾患や炎症性疾患に類似した副作用が発現することがあり，これが免疫関連有害事象（irAE）と呼ばれている[184]。

抗PD-1抗体でのirAEは，皮膚，肺，消化管，肝臓，内分泌臓器に比較的多く，時に腎臓や神経，筋，眼，心臓などにも生じうることが報告されている（表14）。頭頸部扁平上皮癌に対する第Ⅲ相比較試験の，ニボルマブ群において認められたirAEを表15に示す[115]。これらの特徴的な有害事象に対して，重症度に応じて速やかに適切な治療を行うことでコントロールすることは可能であるが，重症例や死亡例も報告されているため注意深いモニタリングと早期の対応が必要である。

発症時期の特徴は，治療経過中のどの時期にでも起こりうることで，Grade 3以上の腸炎の好発時期は約7〜8週ではあるが[185-188]，初回治療開始から数日での発現，治療終了から数カ月経過後の発現もあり，常時かつ継続的な注意が必要である。

表14 irAEとして認められる有害事象

分類	有害事象の種類
皮膚障害	皮疹，掻痒症，白斑，乾癬，スティーブン・ジョンソン症候群
肺障害	間質性肺疾患
肝・胆・膵障害	肝障害，高アミラーゼ血症，高リパーゼ血症，自己免疫性肝炎，自己免疫性胆管炎
胃腸障害	下痢，腸炎，悪心，嘔吐，腸穿孔
腎障害	自己免疫性糸球体腎炎，間質性腎障害
神経筋障害	ギランバレー症候群，重症筋無力症，末梢運動性神経障害，神経症，多発神経炎，血管炎症性神経障害，無菌性髄膜炎，慢性炎症性脱髄性多発神経炎（CIDP），筋肉痛，関節痛，多発筋炎，心筋炎など
内分泌障害	甲状腺機能低下症，甲状腺機能亢進症，副腎機能障害，下垂体不全，下垂体炎，劇症1型糖尿病，低血圧症，脱水，低ナトリウム血症，低カリウム血症
眼障害	ぶどう膜炎，結膜炎，上強膜炎
その他	心筋炎，血小板減少，血友病A，サイトカイン放出症候群，infusion reaction

表15 頭頸部がん第Ⅲ相試験で認められたニボルマブのirAEの頻度

有害事象	Any Grade	Grade 3 以上
全事象	139（58.9%）	31（13.1%）
下痢	16（6.8%）	0
肝毒性	5（2.1%）	2（0.8%）
肺臓炎	5（2.1%）	2（0.8%）
急性腎障害	1（0.4%）	0
皮疹	18（7.6%）	0
掻痒症	17（7.2%）	0
輸注反応	3（1.3%）	0
甲状腺機能低下症	9（3.8%）	0
甲状腺機能亢進症	2（0.8%）	0
下垂体炎	1（0.4%）	1（0.4%）

（Harrington KJ, et al. Nivolumab versus standard, single-agent therapy of investigator's choice in recurrent or metastatic squamous cell carcinoma of the head and neck（CheckMate 141）: health-related quality-of-life results from a randomised, phase 3 trial. Lancet Oncol, 2017）

従来の殺細胞性抗がん薬や分子標的治療薬への対症療法とは異なり，肺障害や肝障害，腸炎など多くのirAEにはステロイドを中心とした免疫抑制薬で対処する。irAEに対する免疫抑制薬使用が免疫チェックポイント阻害薬の効果に与える影響も懸念される

が，後ろ向き研究の報告では少なくとも効果は減弱しないと考えられており，その使用が勧められている[188-190]）。

表14に示すような個々のirAEに対する対応は，『がん免疫療法ガイドライン』（日本臨床腫瘍学会編）や各種ガイドラインに記載されている．それぞれのirAEに対応する治療アルゴリズムを参照する[191-193]）。これらは常に感染などのirAE以外の疾患との鑑別を必要とするため，関連する専門科と連携し，必要に応じて生検等による組織診断等も参考にする．また，甲状腺機能低下症や下垂体機能低下症，劇症1型糖尿病ではそれぞれ対応するホルモンの半永続的な補充が必要となるため，こちらも内分泌専門医と協議したうえで治療を行う必要がある．irAEは表14に示すように多種多様であり，発症時期もさまざまである．さらに頻度は低いものの，発症した場合には適切な専門的管理が必要になる場合も多く，各種ガイドラインを熟知するだけでなく院内および病院間連携体制を構築しておくことが重要である[191-193]）。

ステロイドに不応性のirAEも一定の割合で経験される．抗CTLA-4抗体投与後のステロイド不応性，難治性のGrade 3以上の免疫関連大腸炎，下痢に対して抗TNF-α抗体製剤（例：インフリキシマブ5 mg/kg）の追加投与が勧められる[194,195]）。また，ステロイド不応性・難治性の免疫関連肝障害に対しては，インフリキシマブ自体に肝毒性があるために使用は原則的に禁忌であり，ミコフェノール酸モフェチルの追加投与（例：1,000 mg。1日2回）が考慮される[195]）。その他のステロイド不応性・難治性のirAEに対しても抗TNF-α抗体製剤が投与され有効例も存在するが，報告は限られており臨床的有用性は確立していない．

頭頸部がん治療における効果判定と治療後の経過観察

1 頭頸部がん初回治療後の経過観察

　経過観察の目的は，原発巣や頸部リンパ節再発，遠隔転移，重複癌，治療に伴う晩期有害事象などを，早期に発見し迅速に対応することである。その期間や頻度に関してのコンセンサスは得られていないが，治療後5年までは画像検査も含めた慎重な診察が必要である。頭頸部がん治療後は異時性重複癌の発生頻度が高く，治療関連の晩期有害事象によるQOL低下を認めることも少なくない[26]。長期にわたる経過観察を行っていく必要がある。

1）診察，内視鏡検査，口腔ケア

　一次治療後の再発はほとんどが2年以内であるため，表16のような経過観察スケジュールが推奨される[50,196]。診察は視診・触診，内視鏡検査が基本で，必要に応じ嚥下機能・歯科評価，禁煙・節酒の指導を行う。咽喉頭の内視鏡による観察は，多くの施設で5年間はルーチンに行われている。上部消化管内視鏡検査は食道の重複癌の発見に有用である。海外の報告では予後には影響しなかったとするものもあるが[197]，日本人の半数はアセトアルデヒド分解酵素の活性が低いことを考慮すると，適切に行われるべきである。口腔咽頭に対する放射線治療後は，唾液分泌低下に伴う齲歯，口腔内の炎症や顎骨壊死などの予防目的に定期的な歯科受診，口腔ケアが推奨される[50]。

2）画像検査

　再発検出において画像診断は重要である。標準化されたものはないが，初回治療後の

表16　頭頸部がん初回治療後の経過観察

経過観察の方法	治療後の経過年数			
	1年目	2年目	3〜5年目	5年目〜
診察*	1〜3カ月毎	2〜6カ月毎	4〜8カ月毎	12カ月毎
画像検査	3〜6カ月毎	3〜6カ月毎	****	****
甲状腺機能**	年1〜2回	年1〜2回	年1〜2回	年1〜2回
歯科診察***	年2回以上	年2回以上	年2回以上	年2回以上

　　* 頭頸部領域の診察，間接鏡，内視鏡検査
　 ** 頸部に対する放射線照射後
　*** 口腔咽頭の放射線照射後
**** 必要に応じて

画像診断は6カ月以内に施行することが推奨される。再発が疑われる徴候や症状，喫煙歴などに応じ適宜画像検査を行う[50]。

超音波検査，CT，MRIのような画像診断法は，治療後の軟部組織変化と再発を区別する特異性が低いことが以前から指摘されている[198]。しかしCT・MRIは，特に再発のリスクが高い症例においては，初回治療後3〜6カ月後にベースラインのCT・MRIを行うと，2回目以降の画像評価において再発や残存病変の早期検出に非常に有用である[199]。MRIは，副鼻腔や頭蓋底や上咽頭原発において，神経周囲浸潤や頭蓋内進展を認めるか疑わしい場合に行うことが望ましい[200]。

頸部超音波検査は，領域リンパ節の観察を行う手段として，簡便で安価な検査であり，穿刺吸引細胞診を併用することで精度は高まる[201]。

FDG-PETは，初回治療例における病期診断，二次癌の検索に広く施行されている。RTやCRT後の再発に関するPETの有用性についてのメタアナリシスにおいて，治療後4〜12週では感度0.95，特異度0.78，12週以降では，感度0.92，特異度0.91と報告されている[202]。また，他の画像診断や生検で再発や二次癌の検索が不十分な場合に行う画像検査としても有用とされ[203]，治療後12週での施行が推奨されている[204]。進行した頸部リンパ節転移（N2，N3）に対するCRT後12週のPETが陰性であれば，計画的頸部郭清術は回避できるとの報告もある[205]。

3）血液検査，腫瘍マーカー

CRT後の患者においては，短期的には貧血，電解質異常，脱水，長期的には甲状腺機能低下などがあり定期的な血液検査が必要である。

頭頸部扁平上皮癌の治療後の経過観察において，血液を用いたスクリーニングとして有用な検査値や，単独の腫瘍マーカーは確立していない[206]。腫瘍マーカーとしてSCC抗原，CYFRA21-1があるが，治療前の陽性率は30〜60％にとどまり，治療後の経過観察の手段として確立したものではない。

2 頭頸部がん治療における効果判定

1）はじめに

頭頸部がんは早期を除いて，多くの場合で手術，化学療法，放射線治療を組み合わせた集学的治療で行われている。適切な治療効果判定が行われなければ次治療の選択を適切に行うことはできない。また，単独の治療法における最善の効果判定の時期や手法が，集学的治療の過程においては必ずしも最善であるとは限らない。

この項では，効果判定の基準であるRECIST（Response Evaluation Criteria in Solid Tumor）の解釈，および臨床での各場面における適切な効果判定方法と時期について解説する。

2)RECIST の解釈

　腫瘍量の変化を客観的に測定することを目指して，2000 年に『固形がんの治療効果判定のための新ガイドライン（RECIST ガイドライン）』が作成され[207]，2009 年に改訂版 version 1.1 の公表に至り，現在 web 上で参照できる（http://www.jcog.jp/doctor/tool/RECISTv11J_20100810.pdf）。元来は臨床試験における化学療法の効果判定を目的に作成されたが，放射線治療の効果判定にも用いることができる。

　改訂 RECIST ガイドラインの特徴は，サイズも含めた測定可能病変の定義，標的・非標的病変の定義，評価対象の病変数の定義，ならびに簡易化のため腫瘍量の評価に一次元的（一方向）測定法を導入したことであった[208]。必ずベースラインでの腫瘍量を評価，記載のうえで，治療後に比較検討することが必要とされる。また，評価対象病変を最大 5 個，リンパ節病変を評価可能，効果の確定（confirmation）の定義，進行（progressive disease：PD）の定義も明確化された[209-211]。MRI や FDG-PET による新たな画像機器による評価の解釈（特に PET による新病変の検出）に関する記載があるが，現時点では妥当性の評価が不十分で，評価の際には注意が必要である（取り扱いの詳細は RECIST ガイドラインを参照）。

　効果の確定は，腫瘍縮小効果がエンドポイントとされる臨床試験では依然確定が必要であるが，比較対象が存在する RCT では，効果の確定は必ずしも必要ではない。

　進行（PD）の定義では，腫瘍径合計の 20％増を PD と定義していたが，腫瘍径が小さい場合わずかな径の変化でも PD と定義されうる可能性があり，絶対値の腫瘍径合計の増加が 5 mm 以上と規定された。

　病変の評価として，まず，測定可能か測定不能かに分類するが，腫瘍性病変かリンパ節病変かについても分類していく。

　測定可能病変は，腫瘍性病変については長径が 10 mm 以上，リンパ節病変については短径が 15 mm 以上であると定義されており，それぞれ測定対象が長径と短径で異なっている。測定不能病変には，長径 10 mm 未満の腫瘍性病変，短径 10 mm 以上 15 mm 未満のリンパ節病変，髄膜病変，胸・腹水，悪性心囊液，リンパ管症を呈した病変や，理学的所見でのみ評価される病変が含まれる。

　次に標的病変を，最大 5 個まで（各臓器 2 個まで）設定する。腫瘍性病変の長径と標的リンパ節病変の短径を合計し，ベースラインの腫瘍径合計（sum of the longest diameters：SLD）として記録する。

　なお，放射線治療などの局所治療が施行されたことのある病変は，標的病変として定義すべきでないとされている。

　治療後の定められた時期に，事前に定義した標的病変と非標的病変をそれぞれ計測，評価する。標的病変は，CR（病変の完全消失），PR（腫瘍径の合計の 30％以上の縮小），SD（stable disease，PR でも PD でもない），PD（progressive disease，腫瘍径の合計の 20％以上の増大，かつ絶対値で 5 mm 以上の増大）の 4 つで判定される。非標的病変

表17* 各時点での効果：標的病変（非標的病変の有無にかかわらず）を有する場合

標的病変	非標的病変	新病変	総合効果
CR	CR	なし	CR
CR	Non-CR/non-PD	なし	PR
CR	評価なし	なし	PR
PR	Non-PD or 評価の欠損あり	なし	PR
SD	Non-PD or 評価の欠損あり	なし	SD
評価の欠損あり	Non-PD	なし	NE
PD	問わない	あり or なし	PD
問わない	PD	あり or なし	PD
問わない	問わない	あり	PD

CR：完全奏効，PR：部分奏効，SD：安定，PD：進行，NE：評価不能

表18* 各時点での効果：非標的病変のみを有する場合

非標的病変	新病変	総合効果
CR	なし	CR
Non-CR/non-PD	なし	Non-CR/non-PD[a]
評価なしがある	なし	NE
明らかな増悪	あり or なし	PD
問わない	あり	PD

CR：完全奏効，PD：進行，NE：評価不能

[a] いくつかの試験では有効性評価のエンドポイントとしてSDの使用が増えており，測定可能病変がない場合にこのカテゴリーを適用することは推奨されないため，非標的疾患に関しては「安定」よりも「非CR/非PD」の方が望ましい。

*表17，18ともに以下より引用：
固形がんの治療効果判定のための新ガイドライン（RECISTガイドライン）—改訂版 version 1.1—日本語訳 JCOG版 ver. 1.0

は，CR（すべての非標的病変の消失，すべての病的リンパ節が10 mm未満，腫瘍マーカーが基準値未満），non-CR/non-PD（少なくとも1つ以上の非標的病変の遺残や，腫瘍マーカーが基準値未満とならない），PD（非標的病変の増大・進行）のいずれかで評価される。また，評価の際には，新病変の有無も評価される。

最終的に，標的病変，非標的病変，新病変の有無を合わせた総合評価が行われる。総合評価は，ベースラインで測定可能性病変を有する場合（表17）と，測定不能病変のみを有する場合（表18）で，それぞれ異なる方法で評価される。

日常臨床での注意点として，RECISTによる病勢の評価は治療方針決定のうえで参考

にすることはできるが，RECIST 評価のみで個々の患者における治療継続の可否を決定することを意図していない。頭頸部がんの薬物療法においては，視・触診による病変の評価および RECIST による客観的評価に加えて，患者の全身状態なども含めた総合的な判断のもとに治療方針を決定すべきである。

3 局所進行頭頸部がん

局所進行頭頸部がんは外科治療，放射線治療（RT）および薬物療法を組み合わせた集学的治療により根治を目指すことができる。しかし，初回治療の治療効果が不十分な場合には，別の治療に切り替えても根治を目指す必要がある。効果判定の判断を誤ると根治できる場面であるのに治療を変更してしまったり，逆に変更すべきタイミングを逸したりするため，各場面での適切な効果判定は重要である。

1）放射線治療単独療法または化学放射線療法後の効果判定

RT 終了後早期に CT/MRI または PET-CT を撮影すると，RT に起因する急性期の炎症で画像所見が修飾されてしまい，正確に腫瘍の消失/残存を判定することは困難である。一方，RT 終了後時間が経過して効果判定を行った場合，救済手術を含めた次治療が遅れることも想定される。このように適切な画像評価の時期を設定するためには，いかに早く正確な判断ができるかのトレードオフを念頭に置く必要がある。

過去の主な臨床試験[18,34,177,212-214]では，RT 終了日を起算日として約 2〜3 カ月後での画像評価を行っているものが多い（表19）。また，明らかな遺残や増悪を早期に拾い上げて次治療へ移行するため，4 週間後の診察所見を重要視した試験もある[34,177,214]。その場合も画像評価は 2〜3 カ月後に行われている。

以上から，実臨床において RT 終了後から約 2〜3 カ月後での画像評価を行うことを推奨する。

表19 CRT の臨床試験における効果判定時期

	発行年	phase	試験デザイン	効果判定の時期（RT 終了後）
Ang K et al.	2010	3	CDDP/SFRT vs CDDP/AFRT	8〜9 週
Ang K et al.	2014	3	CDDP/RT vs CDDP/Cetuximab/RT	6〜8 週
Bonner et al.	2006	3	RT alone vs Cetuximab/RT	4, 8 週
Tahara et al.	2015	2	S-1/CDDP/RT	4, 8 週
Zenda et al.	2007	2	CDDP/RT	6〜10 週

表20 ICTに関する臨床試験での効果判定時期

		発行年	phase	試験デザイン	効果判定の時期
Vermorken et al.	TAX 323試験	2007	3	TPF⇒RT alone	3コース終了後すぐ
Lorch et al.	TAX 324試験	2011	3	TPF⇒Doc/RT or CBDCA/RT	2コース終了後
Pointreau et al.	GORTEC2000-01試験	2009	3	PF⇒RT vs TPF⇒RT	2コース終了後

2）導入化学療法後の効果判定

導入化学療法（ICT）はその後に続く放射線治療または外科治療を行うことが前提である。ICTにおける効果判定は治療効果を厳密に評価するというよりは，次治療にどれを選択することが最適かということを判断するために行われる意味合いが強い。ICTのコース数に厳密な規定はないが，ここでは化学療法3コースを想定して，適切な画像評価時期について考察する。

次治療選択を適切に行うためには効果判定は早期に行う必要があり，諸外国で行われた主な臨床試験[37,63,65,66]では，2コース終了後もしくは3コース終了後に速やかに画像評価が行われてきた（表20）。腫瘍縮小の程度に応じてどの治療を選択するかについては統一した見解は得られていない。2コース終了後もしくは3コース終了後に速やかに画像評価を行うと，まだ縮小過程で，ICTの最大効果を確認することは難しい。しかし，実臨床においてICTは手術や放射線治療を含めた戦略の一部であるため，ICTの最大効果を評価する意義は薄い。

以上から，実臨床においては，ICTの2コース終了後から3コース終了後の早期までに画像評価を行うことを推奨する。

3）再発・転移頭頸部扁平上皮癌の治療効果判定

再発・転移頭頸部扁平上皮癌に対しては，全身薬物療法が標準治療である。現在の標準治療であるPF＋Cmabを報告したEXTREME試験では，治療開始後6週間毎にCTやMRIによる画像評価判定が実施されている[107]。このレジメンは，通常3～4週を1コースとして実施されるため，実質2コース毎の画像評価に相当する。さらに，腫瘍関連とみなされる疼痛の増悪・新出など，経過中に病勢増悪を示唆される臨床所見が認められた場合は，予定されている評価間隔にかかわらず臨時での画像評価も許容されていた。二次治療以降についても同様に，2コース毎などの定期評価に加えて，臨床症状に合わせた臨時評価が妥当と考えられる。

一方，近年頭頸部がん領域でも免疫チェックポイント阻害薬に代表される免疫療法の有効性が示されている。この治療時には，一部の症例において腫瘍の増大が確認された後に同病変の縮小を認めるpseudoprogressionが報告されている。臨床試験では6～8週間毎の定期病勢評価が実施されたが，病勢増悪が認められても，PSの低下や腫瘍関連の

症状の増悪などを認めない場合は,即時に病勢増悪とせず,治療の継続を許容されていた[115,215]。このように,免疫チェックポイント阻害薬使用時は腫瘍増大が真の病勢増悪を意味しているかについて慎重に判断する必要がある(p.100, CQ16)。

H 頭頸部がんにおける機能障害とその対処

1 放射線治療後の嚥下障害

　頭頸部がん患者に対してRTやCRTが施行されると，治療後に舌根部の後方への運動や喉頭挙上，咽頭収縮の低下，喉頭蓋の反転の障害などを生じることが指摘されている[216]。嚥下障害はいうまでもなく呼吸器感染症併発の危険因子であり，その管理は重要である。RTやCRT後の誤嚥の発症率はさまざまであるが，40～70％程度としているものが多い[216]。また，誤嚥のうち不顕性誤嚥は35～86％とされており[216]，理学所見だけでは誤嚥を見落とす可能性が高い。したがって，嚥下造影検査や嚥下内視鏡検査といった画像検査は嚥下障害の評価や訓練の立案において重要な役割を担っている。

2 嚥下リハビリテーションの効果

1）臨床的評価

　CRTを施行する頭頸部がん患者を対象とし，治療前からの嚥下リハビリテーション（努力嚥下，強い息こらえ嚥下，舌前方保持嚥下，舌引き下げ，メンデルソン手技）施行群と未施行群とのRCTにおいて，治療終了後3カ月目と6カ月目の嚥下機能（Functional Oral Intake Scale：FOISにて評価）は，施行群で有意に良好であったと報告されている[217]。CRTの治療期間中の嚥下リハビリテーション（裏声発声，舌運動，努力嚥下，顎運動など）施行群と，未施行群およびsham訓練群（頬部運動）とのRCTでは，施行群において，FOISでは良好な傾向を示し，Mann Assessment of Swallowing Ability（MASA）では有意に良好であったと報告されている[218]。また，上咽頭癌患者を対象とし，RT後の嚥下リハビリテーション（舌の自動・他動運動，頸部姿勢調整，努力嚥下，メンデルソン手技，アイスマッサージなど）施行群と，未施行群とのRCTにおいて，水飲みテストを用いて評価したところ，施行群で有意に良好であったと報告されている[219]。

2）生理学的評価

　前述のRCT[218]では，嚥下に関わる筋群のサイズとMRIによるT2緩和時間を介入前後で客観的に比較しており，嚥下リハビリテーション施行群では他の2群と比べてオトガイ舌筋，舌骨舌筋，顎舌骨筋のサイズの減少が有意に少なかった。また，T2緩和時間が有意に短縮しており，これは当該筋における浮腫や脂肪の浸潤が減少したことを反映している可能性が考えられる。

CRT または RT を施行する中咽頭・下咽頭癌および喉頭癌患者の嚥下リハビリテーションの開始時期の影響については，嚥下リハビリテーションを治療前に開始すると，嚥下障害に関する QOL スコア（M. D. Anderson Dysphagia Inventory：MDADI にて評価）が，治療後に開始した過去のデータと比較して有意に高値であったと報告されている[220]。

　訓練内容については，RT 後の上咽頭癌患者を対象とした RCT[221]において，頸部の電気刺激施行群が，口唇や舌の運動，舌前方保持嚥下，努力嚥下，液体の嚥下時の舌骨の移動速度だけでなく，ペースト状食物の嚥下時の喉頭侵入・誤嚥の重症度も有意に改善したと報告されている。また，同じ対象の RCT[222]では，頸部の電気刺激とバルーン拡張法を加えた群で，水飲みテストが有意に良好であり，嚥下造影検査上のパラメータ（口腔通過時間，嚥下反応時間，咽頭通過時間，喉頭閉鎖持続時間）も有意に短かったと報告されている。

　CRT を受けた口腔・咽頭・喉頭癌患者を対象とした RCT[223,224]では，開口訓練器を用いた訓練の効果が検討されている。顎運動，努力嚥下，舌前方保持嚥下，強い息こらえ嚥下の指導を行った群と，これに開口訓練器を用いた訓練を加えた群との比較では，嚥下造影検査所見などの嚥下機能は，訓練後の短期のフォローアップでも[223]長期のフォローアップでも[224]，両群に差がないと報告されている。

　頭頸部領域の放射線治療後の晩期障害として，下咽頭や頸部食道の狭窄がある。食道狭窄の発現頻度は 3〜4％で[225]，時には完全閉塞をきたすこともある。このような場合，リハビリテーションの技術だけで経口摂取の回復は見込めないため，内視鏡によるランデブー法[225]や手術療法[226]など，他の治療法と組み合わせることが考慮される。

参考文献

1) 日本頭頸部癌学会編．頭頸部癌取扱い規約第6版．金原出版，東京，2018．
2) Japan Society for Head and Neck Cancer, Cancer Registry Committee. Report of Head and Neck Cancer Registry of Japan Clinical Statistics of Registered Patients, 2015. http://square.umin.ac.jp/~jshnc/pdf/2015syourei_houkoku_1027.pdf
3) Friedland PL, et al. Impact of multidisciplinary team management in head and neck cancer patients. Br J Cancer. 2011；104（8）：1246-8.
4) Brunner M, et al. Head and neck multidisciplinary team meetings：Effect on patient management. Head Neck. 2014；10. 1002/hed. 23709
5) Common Toxicity Criteria, Version 2.0 Publish Date April 30, 1999　http://ctep.cancer.gov/protocolDevelopment/electronic_applications/docs/ctcv20_4-30-992.pdf　JCOG ホームページ http://www.jcog.jp/
6) 日本リハビリテーション医学会/がんのリハビリテーションガイドライン策定委員会編．がんのリハビリテーションガイドライン 第1版．金原出版，東京，2013．
7) 日本肝臓学会編．B型肝炎治療ガイドライン 第3版．日本肝臓学会，2017．https://www.jsh.or.jp/medical/guidelines/jsh_guidlines/hepatitis_b
8) Zheng Y, et al. Role of secondary low-energy electrons in the concomitant chemoradiation therapy of cancer. Phys Rev Lett. 2008；100（19）：198101.
9) Pignon JP, et al. Chemotherapy added to locoregional treatment for head and neck squamous-cell carcinoma：three meta-analyses of updated individual data. MACH-NC Collaborative Group. Meta-Analysis of Chemotherapy on Head and Neck Cancer. Lancet. 2000；355（9208）：949-55.
10) Pignon JP, et al.；MACH-NC Collaborative Group. Meta-analysis of chemotherapy in head and neck cancer（MACH-NC）：an update on 93 randomised trials and 17,346 patients. Radiother Oncol. 2009；92（1）：4-14.
11) Baujat B, et al.；MAC-NPC Collaborative Group. Chemotherapy in locally advanced nasopharyngeal carcinoma：an individual patient data meta-analysis of eight randomized trials and 1753 patients. Int J Radiat Oncol Biol Phys. 2006；64（1）：47-56.
12) Zhang L, et al. The role of concurrent chemoradiotherapy in the treatment of locoregionally advanced nasopharyngeal carcinoma among endemic population：a meta-analysis of the phase Ⅲ randomized trials. BMC Cancer. 2010；10：558.
13) Chen QY, et al. Concurrent chemoradiotherapy vs radiotherapy alone in stage Ⅱ nasopharyngeal carcinoma：phase Ⅲ randomized trial. J Natl Cancer Inst. 2011；103（23）：1761-70.
14) Bernier J, et al. European Organization for Research and Treatment of Cancer Trial 22931. Postoperative irradiation with or without concomitant chemotherapy for locally advanced head and neck cancer. N Engl J Med. 2004；350（19）：1945-52.
15) Cooper JS, et al.；Radiation Therapy Oncology Group 9501/Intergroup. Postoperative concurrent radiotherapy and chemotherapy for high-risk squamous-cell carcinoma of the head and neck. N Engl J Med. 2004；350（19）：1937-44.
16) Bernier J, et al. Defining risk levels in locally advanced head and neck cancers：a comparative analysis of concurrent postoperative radiation plus chemotherapy trials of the EORTC（#22931）and RTOG（#9501）. Head Neck. 2005；27（10）：843-50.
17) Winquist E, et al. Postoperative chemoradiotherapy for advanced squamous cell carcinoma of the head and neck：a systematic review with meta-analysis. Head Neck. 2007；29（1）：38-46.
18) Zenda S, et al. Feasibility study of single agent Cisplatin and concurrent radiotherapy in Japanese patients with squamous cell carcinoma of the head and neck：preliminary results. Jpn J Clin Oncol. 2007；37（10）：725-9.
19) Kiyota N, et al. PhaseⅡ feasibility trial of adjuvant chemoradiotherapy with 3-weekly cisplatin for Japanese patients with post-operative high-risk squamous cell carcinoma of the head and neck. Jpn J Clin Oncol. 2012；42（10）：927-33.

20) Nguyen-Tan PF, et al. Randomized phase Ⅲ trial to test accelerated versus standard fractionation in combination with concurrent cisplatin for head and neck carcinomas in the Radiation Therapy Oncology Group 0129 trial：long-term report of efficacy and toxicity. J Clin Oncol. 2014；32(34)：3858-66.

21) Loong HH, et al. Prognostic significance of the total dose of cisplatin administered during concurrent chemoradiotherapy in patients with locoregionally advanced nasopharyngeal carcinoma. Radiother Oncol. 2012；104（3）：300-4.

22) Hamauchi S, et al. Safety and efficacy of concurrent carboplatin plus radiotherapy for locally advanced head and neck cancer patients ineligible for treatment with cisplatin. Jpn J Clin Oncol. 2015；45（12）：1116-21.

23) Marta GN, et al. Intensity-modulated radiation therapy for head and neck cancer：systematic review and meta-analysis. Radiother Oncol. 2014；110（1）：9-15.

24) Nutting CM, et al. PARSPORT trial management group. Parotid-sparing intensity modulated versus conventional radiotherapy in head and neck cancer（PARSPORT）：a phase 3 multicentre randomised controlled trial. Lancet Oncol. 2011；12（2）：127：12.

25) Forastiere AA, et al. Concurrent chemotherapy and radiotherapy for organ preservation in advanced laryngeal cancer. N Engl J Med. 2003；349（22）：2091-8.

26) Forastiere AA, et al. Long-term results of RTOG 91-11：a comparison of three nonsurgical treatment strategies to preserve the larynx in patients with locally advanced larynx cancer. J Clin Oncol. 2013；31（7）：845-52.

27) Adelstein DJ, et al. An intergroup phase Ⅲ comparison of standard radiation therapy and two schedules of concurrent chemoradiotherapy in patients with unresectable squamous cell head and neck cancer. J Clin Oncol. 2003；21（1）：92-8.

28) Browman GP, et al. Cancer Care Ontario Practice Guideline Initiative Head and Neck Cancer Disease Site Group. Choosing a concomitant chemotherapy and radiotherapy regimen for squamous cell head and neck cancer：A systematic review of the published literature with subgroup analysis. Head Neck. 2001；23（7）：579-89.

29) Egloff AM, et al. Epidermal growth factor receptor-targeted molecular therapeutics for head and neck squamous cell carcinoma. Expert Opin Ther Targets. 2006；10（5）：639-47.

30) Chung CH, et al. Increased epidermal growth factor receptor gene copy number is associated with poor prognosis in head and neck squamous cell carcinomas. J Clin Oncol. 2006；24（25）：4170-6.

31) Bissada E, et al. Prevalence of K-RAS Codons 12 and 13 Mutations in Locally Advanced Head and Neck Squamous Cell Carcinoma and Impact on Clinical Outcomes. Int J Otolaryngol. 2013；2013：848021.

32) Chen DJ, et al. The epidermal growth factor receptor：a role in repair of radiation-induced DNA damage. Clin Cancer Res. 2007；13：6555-60.

33) Dittmann K, et al. Inhibition of radiation-induced EGFR nuclear import by C225（Cetuximab）suppresses DNA-PK activity. Radiother Oncol. 2005；76（2）：157-61.

34) Bonner JA, et al. Radiotherapy plus cetuximab for squamous-cell carcinoma of the head and neck. N Engl J Med. 2006；354（6）：567-78.

35) Okano S, et al. Phase Ⅱ study of cetuximab plus concomitant boost radiotherapy in Japanese patients with locally advanced squamous cell carcinoma of the head and neck. Jpn J Clin Oncol. 2013；43（5）：476-82.

36) Magrini SM, et al. Cetuximab and Radiotherapy Versus Cisplatin and Radiotherapy for Locally Advanced Head and Neck Cancer：A Randomized Phase Ⅱ Trial. J Clin Oncol. 2016；34（5）：427-35.

37) Lefebvre JL, et al. Induction chemotherapy followed by either chemoradiotherapy or bioradiotherapy for larynx preservation the TREMPLIN randomized phase Ⅱ study. J Clin Oncol. 2013；31（7）：853-9.

38) Hitt R, et al. Randomized phase Ⅲ trial of induction chemotherapy（ICT）with docetaxel-cisplatin-5fluorouracil（DCF）followed by cisplatin-radiotherapy（CRT）or cetuximab-radiotherapy（CetRT）in patients（pts）with locally advanced unresectable head and neck cancer（LAUHNC）. J Clin Oncol. 2016；34（suppl；abstr 6001）.

39) Fowler JF, et al. Loss of local control with prolongation in radiotherapy. Int J Radiat Oncol Biol Phys. 1992；23（2）：457-67.
40) Hansen O, et al. Importance of overall treatment time for the outcome of radiotherapy of advanced head and neck carcinoma：dependency on tumor differentiation. Radiother Oncol. 1997；43（1）：47-51.
41) Russo G, et al. Radiation treatment breaks and ulcerative mucositis in head and neck cancer. Oncologist. 2008；13（8）：886-98.
42) Larson PJ, et al. The PRO-SELF Mouth Aware program：an effective approach for reducing chemotherapy-induced mucositis. Cancer Nurs. 1998；21（4）：263-8.
43) Cheng KK, et al. Evaluation of an oral care protocol intervention in the prevention of chemotherapy-induced oral mucositis in paediatric cancer patients. Eur J Cancer. 2001；37（16）：2056-63.
44) Zenda S, et al. Multicenter phase II study of an opioid-based pain control program for head and neck cancer patients receiving chemoradiotherapy. Radiother Oncol. 2011；101（3）：410-4.
45) Lee JH, et al. Prophylactic gastrostomy tubes in patients undergoing intensive irradiation for cancer of the head and neck. Arch Otolaryngol Head Neck Surg. 1998；124（8）：871-5.
46) Zenda S, et al. A Dermatitis Control Program（DeCoP）for head and neck cancer patients receiving radiotherapy：a prospective phase II study. Int J Clin Oncol. 2013；18（2）：350-5.
47) 日本頭頸部癌学会による頭頸部悪性腫瘍全国登録（2012年度，登録患者3899名）．Report of Head and Neck Cancer Registry of Japan Clinical Statistics of Registered Patients, 2012. Japan Society for Head and Neck Cancer Registry Committee. Jpn J Head and Neck Cancer. 2014；40（suppl）：1-115. http://www.jshnc.umin.ne.jp/pdf/2012syourei_houkoku.pdf
48) Silverberg E, et al. Cancer statistics, 1970. CA Cancer J Clin. 1970；20（1）：11-23.
49) Bhattacharyya N. Factors affecting survival in maxillary sinus cancer. J Oral Maxillofac Surg. 2003；61（9）：1016-21.
50) National Comprehensive Cancer Network. NCCN Clinical Practice Guidelines in Oncology：Head and Neck Cancers, Version 2. 2017.
51) Bristol IJ, et al. Postoperative radiotherapy for maxillary sinus cancer：long-term outcomes and toxicities of treatment. Int J Radiat Oncol Biol Phys. 2007；68（3）：719-30.
52) Hoppe BS, et al. Unresectable carcinoma of the paranasal sinuses：outcomes and toxicities. Int J Radiat Oncol Biol Phys. 2008；72（3）：763-9.
53) 佐々木徹，他．頭頸部腫瘍診療における論点 耳鼻口腔咽頭編—上顎洞扁平上皮癌 T3-4 症例に対する治療法の選択は？一塊切除による上顎全摘術の立場より．JOHNS. 2009；25（10）：1476-8.
54) Rasch CR, et al. Intra-arterial versus intravenous chemoradiation for advanced head and neck cancer：Results of a randomized phase 3 trial. Cancer. 2010；116（9）：2159-65.
55) Robbins KT, et al. Supradose intra-arterial cisplatin and concurrent radiation therapy for the treatment of stage IV head and neck squamous cell carcinoma is feasible and efficacious in a multi-institutional setting：results of Radiation Therapy Oncology Group Trial 9615. J Clin Oncol. 2005；23（7）：1447-54.
56) Homma A, et al. Superselective intra-arterial cisplatin infusion and concomitant radiotherapy for maxillary sinus cancer. Br J Cancer. 2013；109（12）：2980-6.
57) Kanoto M, et al. Impact of superselective transarterial infusion therapy of high-dose cisplatin on maxillary cancer with orbital invasion. AJNR. 2010；31（8）：1390-4.
58) Homma A, et al. Intra-arterial chemoradiotherapy for head and neck cancer. Jpn J Clin Oncol. 2016；46（1）：4-12.
59) Ghi MG, et al.；GSTTC（Gruppo di Studio Tumori della Testa e del Collo）Italian Study Group. Induction TPF followed by concomitant treatment versus concomitant treatment alone in locally advanced head and neck cancer. A phase II-III trial. Ann Oncol. 2017；28（9）：2206-12.
60) Budach W, et al. Induction chemotherapy followed by concurrent radio-chemotherapy versus concurrent radio-chemotherapy alone as treatment of locally advanced squamous cell carcinoma of the head and neck（HNSCC）：A meta-analysis of randomized trials. Radiother Oncol. 2016；118（2）：238-43.
61) Induction chemotherapy plus radiation compared with surgery plus radiation in patients with advanced laryngeal cancer. The Department of Veterans Affairs Laryngeal Cancer Study Group.

N Engl J Med. 1991；324（24）：1685-90.

62) Lefebvre JL, et al. Larynx preservation in pyriform sinus cancer：preliminary results of a European Organization for Research and Treatment of Cancer phase III trial. EORTC Head and Neck Cancer Cooperative Group. J Natl Cancer Inst. 1996；88（13）：890-9.

63) Pointreau Y, et al. Randomized trial of induction chemotherapy with cisplatin and 5-fluorouracil with or without docetaxel for larynx preservation. J Natl Cancer Inst. 2009；101（7）：498-506.

64) 日本頭頸部癌学会編．頭頸部癌診療ガイドライン2018年版．金原出版，東京，2017.

65) Vermorken JB, et al.；EORTC 24971/TAX 323 Study Group. Cisplatin, fluorouracil, and docetaxel in unresectable head and neck cancer. N Engl J Med. 2007；357（17）：1695-704.

66) Posner MR, et al.；TAX 324 Study Group. Cisplatin and fluorouracil alone or with docetaxel in head and neck cancer. N Engl J Med. 2007；357（17）：1705-15.

67) Cohen EE, et al. Phase III randomized trial of induction chemotherapy in patients with N2 or N3 locally advanced head and neck cancer. J Clin Oncol. 2014；32（25）：2735-43.

68) Haddad R, et al. Induction chemotherapy followed by concurrent chemoradiotherapy（sequential chemoradiotherapy）versus concurrent chemoradiotherapy alone in locally advanced head and neck cancer（PARADIGM）：a randomised phase 3 trial. Lancet Oncol. 2013；14（3）：257-64.

69) Hitt R, et al.；Spanish Head and Neck Cancer Cooperative Group（TTCC）. A randomized phase III trial comparing induction chemotherapy followed by chemoradiotherapy versus chemoradiotherapy alone as treatment of unresectable head and neck cancer. Ann Oncol. 2014；25（1）：216-25.

70) National Comprehensive Cancer Network. NCCN Clinical Practice Guidelines in Oncology：Antiemesis, Version 2, 2017.

71) 日本癌治療学会編．G-CSF適正使用ガイドライン第1版．金原出版，東京，2013.

72) 日本臨床腫瘍学会編．発熱性好中球減少症（FN）診療ガイドライン．南江堂，東京，2012.

73) Fletcher GH, et al. Radiotherapeutic management of surgical recurrences and postoperative residuals in tumors of the head and neck. Radiology. 1970；95（1）：185-8.

74) Laramore GE, et al. Adjuvant chemotherapy for resectable squamous cell carcinomas of the head and neck：report on Intergroup Study 0034. Int J Radiat Oncol Biol Phys. 1992；23（4）：705-13.

75) Langendijk JA, et al. Risk-group definition by recursive partitioning analysis of patients with squamous cell head and neck carcinoma treated with surgery and postoperative radiotherapy. Cancer. 2005；104（7）：1408-17.

76) Cooper JS, et al. Precisely defining high-risk operable head and neck tumors based on RTOG #85-03 and #88-24：targets for postoperative radiochemotherapy? Head Neck. 1998；20（7）：588-94.

77) Mamelle G, et al. Lymph node prognostic factors in head and neck squamous cell carcinomas. Am J Surg. 1994；168（5）：494-8.

78) Mantravadi RV, et al. Patterns of cancer recurrence in the postoperatively irradiated neck. Arch Otolaryngol. 1983；109（11）：753-6.

79) Lefebvre JL, et al. Lymph node invasion in hypopharynx and lateral epilarynx carcinoma：a prognostic factor. Head Neck Surg. 1987；10（1）：14-8.

80) Myers JN, et al. Extracapsular spread. A significant predictor of treatment failure in patients with squamous cell carcinoma of the tongue. Cancer. 2001；92：3030-6.

81) Bernier J, et al.；European Organization for Research and Treatment of Cancer Trial 22931. Postoperative irradiation with or without concomitant chemotherapy for locally advanced head and neck cancer. N Engl J Med. 2004；350（19）：1945-52.

82) Radiation Therapy with or without Cetuximab in Treating Patients Who Have Undergone Surgery for Locally Advanced Head and Neck Cancer（NCT 00956007）. Clinical Trials. gov Identifier

83) Ang KK, et al. Randomized trial addressing risk features and time factors of surgery plus radiotherapy in advanced head-and-neck cancer. Int J Radiat Oncol Biol Phys. 2001；51（3）：571-8.

84) Woody NM, et al. Adjuvant Chemoradiation After Surgical Resection in Elderly Patients With High-Risk Squamous Cell Carcinoma of the Head and Neck：A National Cancer Database Analysis. Int J Radiat Oncol Biol Phys. 2017；98（4）：784-92.

85) Giacalone NJ, et al. Adjuvant Chemoradiation Does Not Improve Survival in Elderly Patients With High-Risk Resected Head and Neck Cancer. Laryngoscope. 2018；128（4）：831-40.

86) Bachaud JM, et al. Combined postoperative radiotherapy and weekly cisplatin infusion for locally advanced head and neck carcinoma: final report of a randomized trial. Int J Radiat Oncol Biol Phys. 1996;36(5):999-1004.
87) Homma A, et al. Concomitant weekly cisplatin and radiotherapy for head and neck cancer. Jpn J Clin Oncol. 2011;41(8):980-6.
88) Szturz P, et al. Weekly Low-Dose Versus Three-Weekly High-Dose Cisplatin for Concurrent Chemoradiation in Locoregionally Advanced Non-Nasopharyngeal Head and Neck Cancer: A Systematic Review and Meta-Analysis of Aggregate Data. Oncologist. 2017;22(9):1056-66.
89) Kunieda F, et al.; Head and Neck Cancer Study Group of the Japan Clinical Oncology Group. Randomized phase II/III trial of post-operative chemoradiotherapy comparing 3-weekly cisplatin with weekly cisplatin in high-risk patients with squamous cell carcinoma of head and neck: Japan Clinical Oncology Group Study (JCOG1008). Jpn J Clin Oncol. 2014;44(8):770-4.
90) Harari PM, et al. Postoperative chemoradiotherapy and cetuximab for high-risk squamous cell carcinoma of the head and neck: Radiation Therapy Oncology Group RTOG-0234. J Clin Oncol. 2014;32(23):2486-95.
91) Smid L, et al. Postoperative concomitant irradiation and chemotherapy with mitomycin C and bleomycin for advanced head-and-neck carcinoma. Int J Radiat Oncol Biol Phys. 2003;56(4):1055-62.
92) Rewari AN, et al. Postoperative concurrent chemoradiotherapy with mitomycin in advanced squamous cell carcinoma of the head and neck: results from three prospective randomized trials. Cancer J. 2006;12(2):123-9.
93) Peters LJ, et al. Evaluation of the dose for postoperative radiation therapy of head and neck cancer: first report of a prospective randomized trial. Int J Radiat Oncol Biol Phys. 1993;26(1):3-11.
94) Stell PM. et al. Adjuvant chemotherapy in head and neck cancer. Br J Cancer. 1990;61(5),779-87.
95) Blanchard P, et al.; MAC-NPC Collaborative Group. Chemotherapy and radiotherapy in nasopharyngeal carcinoma: an update of the MAC-NPC meta-analysis. Lancet Oncol. 2015;16(6):645-55.
96) OuYang PY, et al. Significant efficacies of neoadjuvant and adjuvant chemotherapy for nasopharyngeal carcinoma by meta-analysis of published literature-based randomized, controlled trials. Ann Oncol. 2013;24(8):2136-46.
97) Tsukuda M, et al. A prospective randomized trial of adjuvant chemotherapy with UFT for head and neck carcinoma. Head and Neck UFT Study Group. Gan To Kagaku Ryoho. 1994;21:1169-77.
98) Tsukahara. K, et al. Randomized Phase III Trial of Adjuvant Chemotherapy with S-1 after Curative Treatment in Patients with Squamous-Cell Carcinoma of the Head and Neck (ACTS-HNC). PLoS One. 2015;11:10.
99) Kowalski LP, et al. Natural history of untreated head and neck cancer. Eur J Cancer. 2000;36(8):1032-7.
100) Morton RP, et al. Cisplatinum and bleomycin for advanced or recurrent squamous cell carcinoma of the head and neck: a randomised factorial phase III controlled trial. Cancer Chemother Pharmacol. 1985;15(3):283-9.
101) Argiris A, et al. Outcome of elderly patients with recurrent or metastatic head and neck cancer treated with cisplatin-based chemotherapy. J Clin Oncol. 2004;22(2):262-8.
102) Armand JP, et al. Chemotherapy in head and neck cancer. Eur J Cancer. 1995;31A(5):819-22.
103) Forastiere AA, et al. Randomized comparison of cisplatin plus fluorouracil and carboplatin plus fluorouracil versus methotrexate in advanced squamous-cell carcinoma of the head and neck: a Southwest Oncology Group study. J Clin Oncol. 1992;10(8):1245-51.
104) Jacobs C, et al. A phase III randomized study comparing cisplatin and fluorouracil as single agents and in combination for advanced squamous cell carcinoma of the head and neck. J Clin Oncol. 1992;10(2):257-63.
105) Gibson MK, et al.; Eastern Cooperative Oncology Group. Randomized phase III evaluation of cis-

platin plus fluorouracil versus cisplatin plus paclitaxel in advanced head and neck cancer（E1395）：an intergroup trial of the Eastern Cooperative Oncology Group. J Clin Oncol. 2005；23（15）：3562-7.
106) Burtness B, et al.；Eastern Cooperative Oncology Group. Phase Ⅲ randomized trial of cisplatin plus placebo compared with cisplatin plus cetuximab in metastatic/recurrent head and neck cancer：an Eastern Cooperative Oncology Group study. J Clin Oncol. 2005；23（34）：8646-54.
107) Vermorken JB, et al. Platinum-based chemotherapy plus cetuximab in head and neck cancer. N Engl J Med. 2008；359（11）：1116-27.
108) Mesia R, et al. Quality of life of patients receiving platinum-based chemotherapy plus cetuximab first line for recurrent and/or metastatic squamous cell carcinoma of the head and neck. Ann Oncol. 2010；21（10）：1967-73.
109) Yoshino T, et al. Platinum-based chemotherapy plus cetuximab for the first-line treatment of Japanese patients with recurrent and/or metastatic squamous cell carcinoma of the head and neck：results of a phaseⅡ trial. Jpn J Clin Oncol. 2013；43（5）：524-31.
110) Tahara M, et al. PhaseⅡ trial of combination treatment with paclitaxel, carboplatin and cetuximab（PCE）as first-line treatment in patients with recurrent and/or metastatic squamous cell carcinoma of the head and neck（CSPOR-HN02）. Annals of Oncology. 2018；29：1004-9.
111) Hitt R, et al.；Spanish Head and Neck Cancer Cooperative Group（TTCC）. PhaseⅡ study of the combination of cetuximab and weekly paclitaxel in the first-line treatment of patients with recurrent and/or metastatic squamous cell carcinoma of head and neck. Ann Oncol. 2012；23（4）：1016-22.
112) Janinis J, et al. Combination chemotherapy with docetaxel, cisplatin, and 5-fluorouracil in previously treated patients with advanced/recurrent head and neck cancer：a phaseⅡ feasibility study. Am J Clin Oncol. 2000；23（2）：128-31.
113) Baghi M, et al. A phaseⅡ trial of docetaxel, cisplatin and 5-fluorouracil in patients with recurrent squamous cell carcinoma of the head and neck（SCCHN）. Anticancer Res. 2006；26（1B）：585-90.
114) Claven M, et al. Randomized comparison of cisplatin, methotrexate, bleomycin and vincristine（CABO）versus cisplatin and 5-fluorouracil（CF）versus cisplatin（C）in recurrent or metastatic squamous cell carcinoma of the head and neck. A phase Ⅲ study of the EORTC Head and Neck Cancer Cooperative Group. Ann Oncol. 1994；5（6）：521-6.
115) Ferris RL, et al. Nivolumab for Recurrent Squamous-Cell Carcinoma of the Head and Neck. N Engl J Med. 2016；375（19）：1856-67.
116) Harrington KJ, et al. Nivolumab versus standard, single-agent therapy of investigator's choice in recurrent or metastatic squamous cell carcinoma of the head and neck（CheckMate 141）：health-related quality-of-life results from a randomised, phase 3 trial. Lancet Oncol. 2017；18（8）：1104-15.
117) Kiyota N, et al. A randomized, open-label, Phase Ⅲ clinical trial of nivolumab vs. therapy of investigator`s choice in recurrent squamous cell carcinoma of the head and neck：A subanalysis of Asian patients versus the global population in checkmate 141. Oral Oncol. 2017；73：138-46.
118) Inuyama Y, et al.［Late phaseⅡ clinical study of RP56976（docetaxel）in patients with advanced/recurrent head and neck cancer］. Gan To Kagaku Ryoho. 1999；26（1）：107-16.
119) Tahara M, et al. Weekly paclitaxel in patients with recurrent or metastatic head and neck cancer. Cancer Chemother Pharmacol. 2011；68（3）：769-76.
120) Inuyama Y, et al.［Late phaseⅡ study of S-1 in patients with advanced head and neck cancer］. Gan To Kagaku Ryoho. 2001；28（10）：1381-90.
121) Vermorken JB, et al. Open-label, uncontrolled, multicenter phaseⅡ study to evaluate the efficacy and toxicity of cetuximab as a single agent in patients with recurrent and/or metastatic squamous cell carcinoma of the head and neck who failed to respond to platinum-based therapy. J Clin Oncol. 2007；25：2171-7.
122) Stewart JS, et al. Phase Ⅲ study of gefitinib compared with intravenous methotrexate for recurrent squamous cell carcinoma of the head and neck［corrected］. J Clin Oncol. 2009；27（11）：1864-71.

123) Machiels JP, et al. Rationale and design of LUX-Head & Neck 1：a randomised, Phase Ⅲ trial of afatinib versus methotrexate in patients with recurrent and/or metastatic head and neck squamous cell carcinoma who progressed after platinum-based therapy. BMC Cancer. 2014；14：473.
124) Licitra L, et al. Cisplatin in advanced salivary gland carcinoma. A phase Ⅱ study of 25 patients. Cancer. 1991；68（9）：1874-7.
125) Airoldi M, et al. Phase Ⅱ randomized trial comparing vinorelbine versus vinorelbine plus cisplatin in patients with recurrent salivary gland malignancies. Cancer. 2001；91（3）：541-7.
126) Hong MH, et al. Efficacy and safety of vinorelbine plus cisplatin chemotherapy for patients with recurrent and/or metastatic salivary gland cancer of the head and neck. Head Neck. 2018；40（1）：55-62.
127) Gilbert J, et al. Phase Ⅱ trial of taxol in salivary gland malignancies(E1394)：a trial of the Eastern Cooperative Oncology Group. Head Neck. 2006；28（3）：197-204.
128) Licitra L, et al. Cisplatin, doxorubicin and cyclophosphamide in advanced salivary gland carcinoma. A phase Ⅱ trial of 22 patients. Ann Oncol. 1996；7（6）：640-2.
129) Dreyfuss AI, et al. Cyclophosphamide, doxorubicin, and cisplatin combination chemotherapy for advanced carcinomas of salivary gland origin. Cancer. 1987；60（12）：2869-72.
130) Dimery IW, et al. Fluorouracil, doxorubicin, cyclophosphamide, and cisplatin combination chemotherapy in advanced or recurrent salivary gland carcinoma. J Clin Oncol. 1990；8（6）：1056-62.
131) Airoldi M, et al. Paclitaxel and carboplatin for recurrent salivary gland malignancies. Anticancer res. 2000；20（5C）：3781-3.
132) Nakano K, et al. Combination chemotherapy of carboplatin and paclitaxel for advanced/metastatic salivary gland carcinoma patients：differences in responses by different pathological diagnoses. Acta Otolaryngol. 2016；136（9）：948-51.
133) Haddad R, et al. Herceptin in patients with advanced or metastatic salivary gland carcinomas. A phase Ⅱ study. Oral Oncol. 2003；39（7）：724-7.
134) Limaye SA, et al. Trastuzumab for the treatment of salivary duct carcinoma. Oncologist. 2013；18（3）：294-300.
135) Jaspers HC, et al. Androgen receptor-positive salivary duct carcinoma：a disease entity with promising new treatment options. J Clin Oncol. 2011；29（16）：e473-6.
136) Locati LD, et al. Clinical activity of androgen deprivation therapy in patients with metastatic/relapsed androgen receptor-positive salivary gland cancers. Head Neck. 2016；38（5）：724-31.
137) Trotti A, et al. Mucositis incidence, severity and associated outcomes in patients with head and neck cancer receiving radiotherapy with or without chemotherapy：a systematic literature review. Radiother Oncol. 2003；66（3）：253-62.
138) ASPEN Board of Directors and the Clinical Guidelines Task Force. Guidelines for the use of parenteral and enteral nutrition in adult and pediatric patients. JPEN J Parenter Enteral Nutr. 2002；26（1 Suppl）：1SA-138SA.
139) Löser C, et al. ESPEN guidelines on artificial enteral nutrition—percutaneous endoscopic gastrostomy（PEG）. Clin Nutr. 2005；24（5）：848-61.
140) Corry J, et al. Prospective study of percutaneous endoscopic gastrostomy tubes versus nasogastric tubes for enteral feeding in patients with head and neck cancer undergoing（chemo）radiation. Head Neck. 2009；31（7）：867-76.
141) Magne N, et al. Comparison between nasogastric tube feeding and percutaneous fluoroscopic gastrostomy in advanced head and neck cancer patients. Eur Arch Otorhinolaryngol. 2001；258（2）：89-92.
142) Mekhail TM, et al. Enteral nutrition during the treatment of head and neck carcinoma：is a percutaneous endoscopic gastrostomy tube preferable to a nasogastric tube？ Cancer. 2001；91（9）：1785-90.
143) Langmore S, et al. Does PEG use cause dysphagia in head and neck cancer patients？ Dysphagia. 2012；27（2）：251-9.
144) Nguyen NP, et al. Safety and effectiveness of prophylactic gastrostomy tubes for head and neck cancer patients undergoing chemoradiation. Surg Oncol. 2006；15（4）：199-203.
145) Beer KT, et al. Early percutaneous endoscopic gastrostomy insertion maintains nutritional state

in patients with aerodigestive tract cancer. Nutr Cancer. 2005 ; 52（1）: 29-34.
146) Assenat E, et al. Prophylactic percutaneous endoscopic gastrostomy in patients with advanced head and neck tumors treated by combined chemoradiotherapy J Pain Symptom Manage. 2011 ; 42（4）: 548-56.
147) Kramer S, et al. Prophylactic versus reactive PEG tube placement in head and neck cancer. Otolaryngol Head Neck Surg. 2014 ; 150（3）: 407-12.
148) Koyfman SA, et al. Enteral feeding tubes in patients undergoing definitive chemoradiation therapy for head-and-neck cancer : a critical review. Int J Radiat Oncol Biol Phys. 2012 ; 84（3）: 581-9.
149) Bahl M, et al. Tolerability of the Intergroup 0099（INT 0099）regimen in locally advanced nasopharyngeal cancer with a focus on patients' nutritional status. Int J Radiat Oncol Biol Phys. 2004 ; 60（4）: 1127-36.
150) Chen AM, et al. Evaluating the role of prophylactic gastrostomy tube placement prior to definitive chemoradiotherapy for head and neck cancer. Int J Radiat Oncol Biol Phys. 2010 ; 78（4）: 1026-32.
151) Platek ME, et al. Pretreatment weight status and weight loss among head and neck cancer patients receiving definitive concurrent chemoradiation therapy : implications for nutrition integrated treatment pathways. Support Care Cancer. 2013 ; 21（10）: 2825-33.
152) Shen LJ, et al. High weight loss during radiation treatment changes the prognosis in under-/normal weight nasopharyngeal carcinoma patients for the worse : a retrospective analysis of 2433 cases. PLoS One. 2013 ; 8（7）: e68660.
153) Capuano G, et al. Influence of weight loss on outcomes in patients with head and neck cancer undergoing concomitant chemoradiotherapy. Head Neck. 2008 ; 30（4）: 503-8.
154) Lin, A et al. Metabolic abnormalities associated with weight loss during chemoirradiation of head-and-neck cancer. Int J Radiat Oncol Biol Phys. 2005 ; 63（5）: 1413-8.
155) Valentini V, et al. Nutritional counselling and oral nutritional supplements in head and neck cancer patients undergoing chemoradiotherapy. J Hum Nutr Diet. 2012 ; 25（3）: 201-8.
156) Huang EY, et al. Oral glutamine to alleviate radiation-induced oral mucositis : a pilot randomized trial. Int J Radiat Oncol Biol Phys. 2000 ; 46（3）: 535-9.
157) Cerchietti LC, et al. Double-blinded, placebo-controlled trial on intravenous L-alanyl-L-glutamine in the incidence of oral mucositis following chemoradiotherapy in patients with head-and-neck cancer. Int J Radiat Oncol Biol Phys. 2006 ; 65（5）: 1330-7.
158) Chattopadhyay S, et al. Role of oral glutamine in alleviation and prevention of radiation-induced oral mucositis : A prospective randomized study. South Asian J Cancer. 2014 ; 3（1）: 8-12.
159) Tsujimoto T, et al. L-glutamine decreases the severity of mucositis induced by chemoradiotherapy in patients with locally advanced head and neck cancer : a double-blind, randomized, placebo-controlled trial. Oncol Rep. 2015 ; 33（1）: 33-9.
160) Imai T, et al. Effect of HMB/Arg/Gln on the prevention of radiation dermatitis in head and neck cancer patients treated with concurrent chemoradiotherapy. Jpn J Clin Oncol. 2014 ; 44（5）: 422-7.
161) Daniele B, et al. Oral glutamine in the prevention of fluorouracil induced intestinal toxicity : a double blind, placebo controlled, randomised trial. Gut. 2001 ; 48（1）: 28-33.
162) Sun J, et al. Glutamine for chemotherapy induced diarrhea : a meta-analysis. Asia Pac J Clin Nutr. 2012 ; 21（3）: 380-5.
163) Ripamonti C, et al. A randomized, controlled clinical trial to evaluate the effects of zinc sulfate on cancer patients with taste alterations caused by head and neck irradiation. Cancer. 1998 ; 82（10）: 1938-45.
164) Ertekin MV, et al. Zinc sulfate in the prevention of radiation-induced oropharyngeal mucositis : a prospective, placebo-controlled, randomized study. Int J Radiat Oncol Biol Phys. 2004 ; 58（1）: 167-74.
165) Lin LC, et al. Zinc supplementation to improve mucositis and dermatitis in patients after radiotherapy for head-and-neck cancers : a double-blind, randomized study. Int J Radiat Oncol Biol Phys. 2006 ; 65（3）: 745-50.
166) Isenring EA, et al. Nutrition intervention is beneficial in oncology outpatients receiving radio-

therapy to the gastrointestinal or head and neck area. Br J Cancer. 2004；91（3）：447-52.
167) 重篤副作用疾患別対応マニュアル 抗がん剤による口内炎. 平成 21 年 5 月. 厚生労働省ホームページ http://www.mhlw.go.jp/topics/2006/11/tp1122-1l.html
168) 丹生健一, 他編. 放射線療法の有害反応. 日本看護協会出版会, 東京, 2011.
169) Yokota T, et al. Multicenter phase II study of an oral care program for patients with head and neck cancer receiving chemoradiotherapy. Support Care Cancer. 2016；24（7）：3029-36.
170) Winter GD. Formation of the scab and the rate of epithelization of superficial wounds in the skin of the young domestic pig. Nature. 1962；193：293-4.
171) McQuestion M. Evidence-based skin care management in radiation therapy. Semin Oncol Nurs. 2006；22（3）：163-73.
172) Campbell IR, et al. Can patients wash during radiotherapy to the breast or chest wall? A randomized controlled trial. Clin Oncol（R Coll Radiol）. 1992；4（2）：78-82.
173) Wong RK, et al. Clinical practice guidelines for the prevention and treatment of acute and late radiation reactions from the MASCC Skin Toxicity Study Group. Support Care Cancer. 2013；21（10）：2933-48.
174) Bernier J, et al. Management of radiation dermatitis in patients receiving cetuximab and radiotherapy for locally advanced squamous cell carcinoma of the head and neck：proposals for a revised grading system and consensus management guidelines. Ann Oncol. 2011；22（10）：2191-200.
175) Chung CH, et al. Cetuximab-induced anaphylaxis and IgE specific for galactose-alpha-1,3-galactose. N Engl J Med. 2008；358（11）：1109-17.
176) Grandvuillemin A, et al. Cetuximab infusion reactions：French pharmacovigilance database analysis. J Oncol Pharm Pract. 2013；19（2）：130-7.
177) Bonner JA, et al. Radiotherapy plus cetuximab for locoregionally advanced head and neck cancer：5-year survival data from a phase 3 randomised trial, and relation between cetuximab-induced rash and survival. Lancet Oncol. 2010；11（1）：21-8.
178) Van Cutsem E. Challenges in the use of epidermal growth factor receptor inhibitors in colorectal cancer. Oncologist. 2006；11（9）：1010-7.
179) Kawashima M, et al. Addition of fexofenadine to a topical corticosteroid reduces the pruritus associated with atopic dermatitis in a 1-week randomized, multicentre, double-blind, placebo-controlled, parallel-group study. Br J Dermatol. 2003；148（6）：1212-21.
180) Müller NL, et al. Diagnosis and management of drug-associated interstitial lung disease. Br J Cancer. 2004；91 Suppl 2：S24-30.
181) Schrag D, et al. Cetuximab therapy and symptomatic hypomagnesemia. J Natl Cancer Inst. 2005；97（16）：1221-4.
182) Hemant G, et al. The Washington Manual of Medical Therapeutics 34th Edition. Department of medicine Washington University School of Medicine St. Louis, Missouri, 431-433, 2014.
183) Haanen JB, et al. Toxicity patterns with immunomodulating antibodies and their combinations. Semin Oncol. 2015；42（3）：423-8.
184) Postow MA. Managing immune checkpoint-blocking antibody side effects. Am Soc Clin Oncol Educ Book. 2015；76-83.
185) Brahmer J, et al. Nivolumab versus Docetaxel in Advanced Squamous-Cell Non-Small-Cell Lung Cancer. N Engl J Med. 2015；373：123-35.
186) Borghaei H, et al. Nivolumab versus Docetaxel in Advanced Nonsquamous Non-Small-Cell Lung Cancer. N Engl J Med. 2015；373：1627-39.
187) Weber JS, et al. Nivolumab versus chemotherapy in patients with advanced melanoma who progressed after anti-CTLA-4 treatment（CheckMate 037）：a randomised, controlled, open-label, phase 3 trial. Lancet Oncol. 2015；16：375-84.
188) Weber JS, et al. Safety Profile of Nivolumab Monotherapy：A Pooled Analysis of Patients With Advanced Melanoma. J Clin Oncol. 2017；35：785-92.
189) Horvat TZ, et al. Immune-Related Adverse Events, Need for Systemic Immunosuppression, and Effects on Survival and Time to Treatment Failure in Patients With Melanoma Treated With Ipilimumab at Memorial Sloan Kettering Cancer Center. J Clin Oncol. 2015；33（28）：3193-8.

190) Freeman-Keller M, et al. Nivolumab in Resected and Unresectable Metastatic Melanoma：Characteristics of Immune-Related Adverse Events and Association with Outcomes. Clin Cancer Res. 2016；22（4）：886-94.

191) Champiat S, et al. Management of immune checkpoint blockade dysimmune toxicities：a collaborative position paper. Ann Oncol. 2016；27：559-74.

192) Boutros C, et al. Safety profiles of anti-CTLA-4 and anti-PD-1 antibodies alone and in combination. Nat Rev Clin Oncol. 2016；13：473-86.

193) 日本臨床腫瘍学会編．がん免疫療法ガイドライン．金原出版，東京，2016.

194) Spain L, et al. Management of toxicities of immune checkpoint inhibitors. Cancer Treat Rev. 2016；44：51-60.

195) Friedman CF, et al. Treatment of the Immune-Related Adverse Effects of Immune Checkpoint Inhibitors：A Review. JAMA Oncol. 2016；2（10）：1346-53.

196) Paniello RC, et al. Practice patterns and clinical guidelines for posttreatment follow-up of head and neck cancers：a comparison of 2 professional societies. Arch Otolaryngol Head Neck Surg. 1999；125（3）：309-13.

197) Blanchard D, et al. Guidelines update：Post-treatment follow-up of adult head and neck squamous cell carcinoma：Screening for metastasis and metachronous esophageal and bronchial locations. Eur Ann Otorhinolaryngol Head Neck Dis. 2015；132（4）：217-21.

198) Mukherji SK, et al. Radiologic appearance of the irradiated larynx. Part II. Primary site response. Radiology. 1994；193（1）：149-54.

199) Hermans R, et al. Laryngeal or hypopharyngeal squamous cell carcinoma：can follow-up CT after definitive radiation therapy be used to detect local failure earlier than clinical examination alone? Radiology. 2000；214（3）：683-7.

200) Manikantan K, et al. Current concepts of surveillance and its significance in head and neck cancer. Ann R Coll Surg Engl. 2011；93（8）：576-82.

201) Manikantan K, et al. Making sense of post-treatment surveillance in head and neck cancer：when and what of follow-up. Cancer Treat Rev. 2009；35（8）：744-53.

202) Sheikhbahaei S, et al. Diagnostic Accuracy of Follow-Up FDG PET or PET/CT in Patients With Head and Neck Cancer After Definitive Treatment：A Systematic Review and Meta-Analysis. AJR Am J Roentgenol. 2015；205（3）：629-39.

203) Gregoire V, et al. On behalf of the EHNS-ESMO-ESTRO guidelines working group. Squamous cell carcinoma of the head and neck：EHNS-ESMO-ESTRO clinical practice guidelines for diagnosis, treatment and follow-up. Ann Oncol. 2010；21（Suppl. 5）：v184-6.

204) Abgral R, et al. Does 18F-FDG PET/CT improve the detection of posttreatment recurrence of head and neck squamous cell carcinoma in patients negative for disease on clinical follow-up? J Nucl Med. 2009；50（1）：24-9.

205) Mehanna H, et al. PET-CT Surveillance versus Neck Dissection in Advanced Head and Neck Cancer. N Engl J Med. 2016；374（15）：1444-54.

206) Guerra EN, et al. Diagnostic accuracy of serum biomarkers for head and neck cancer：A systematic review and meta-analysis. Crit Rev Oncol Hematol. 2016；101：93-118.

207) Eisenhauer EA, et al. New response evaluation criteria in solid tumours：revised RECIST guideline (version 1.1). Eur J Cancer. 2009；45（2）：228-47.

208) Litière S, et al. RECIST-learning from the past to build the future. Nat Rev Clin Oncol. 2017；14（3）：187-192.

209) Schwartz LH, et al. RECIST 1.1-Standardisation and disease-specific adaptations：Perspectives from the RECIST Working Group. Eur J Cancer. 2016；62：138-45.

210) Schwartz LH, et al. RECIST 1.1—update and clarification：from the RECIST committee. Eur J Cancer. 2016；62：132-7.

211) Nishino M, et al. Revised RECIST guideline version 1.1：What oncologists want to know and what radiologists need to know. AJR Am J Roentgenol. 2010；195（2）：281-9.

212) Ang KK, et al. Human papillomavirus and survival of patients with oropharyngeal cancer. N Engl J Med. 2010；363（1）：24-35.

213) Ang KK, et al. Randomized phase III trial of concurrent accelerated radiation plus cisplatin with

or without cetuximab for stage Ⅲ to Ⅳ head and neck carcinoma：RTOG 0522. J Clin Oncol. 2014；32（27）：2940-50.
214）Tahara M, et al. PhaseⅡ trial of chemoradiotherapy with S-1 plus cisplatin for unresectable locally advanced head and neck cancer（JCOG0706）. Cancer science. 2015；106（6）：726-33.
215）Chow LQ, et al. Antitumor Activity of Pembrolizumab in Biomarker-Unselected Patients With Recurrent and/or Metastatic Head and Neck Squamous Cell Carcinoma：Results From the Phase Ib KEYNOTE-012 Expansion Cohort. J Clin Oncol. 2016；34（32）：3838-45.
216）Wall LR, et al. Physiological changes to the swallowing mechanism following（chemo）radiotherapy for head and neck cancer：a systematic review. Dysphagia. 2013；28（4）：481-93.
217）Kotz T, et al. Prophylactic swallowing exercises in patients with head and neck cancer undergoing chemoradiation：a randomized trial. Arch Otolaryngol Head Neck Surg. 2012；138（4）：376-82.
218）Carnaby-Mann G, et al."Pharyngocise"：randomized controlled trial of preventative exercises to maintain muscle structure and swallowing function during head-and-neck chemoradiotherapy. Int J Radiat Oncol Biol Phys. 2012；83（1）：210-9.
219）Tang Y, et al. A randomized prospective study of rehabilitation therapy in the treatment of radiation-induced dysphagia and trismus. Strahlenther Onkol. 2011；187（1）：39-44.
220）Kulbersh BD, et al. Pretreatment, preoperative swallowing exercises may improve dysphagia quality of life. Laryngoscope. 2006；116（6）：883-6.
221）Lin PH, et al. Effects of functional electrical stimulation on dysphagia caused by radiation therapy in patients with nasopharyngeal carcinoma. Support Care Cancer. 2011；19（1）：91-9.
222）Long YB, et al. A randomized controlled trail of combination therapy of neuromuscular electrical stimulation and balloon dilatation in the treatment of radiation-induced dysphagia in nasopharyngeal carcinoma patients. Disabil Rehabil. 2013；35（6）：450-4.
223）van der Molen L, et al. A randomized preventive rehabilitation trial in advanced head and neck cancer patients treated with chemoradiotherapy：feasibility, compliance, and short-term effects. Dysphagia. 2011；26（2）：155-70.
224）van der Molen L, et al. Two-year results of a prospective preventive swallowing rehabilitation trial in patients treated with chemoradiation for advanced head and neck cancer. Eur Arch Otorhinolaryngol. 2014；271（5）：1257-70.
225）Maple JT, et al. Endoscopic management of radiation-induced complete upper esophageal obstruction with an antegrade-retrograde rendezvous technique. Gastrointest Endosc. 2006；64（5）：822-8.
226）上羽瑠美，他．下咽頭癌に対する手術療法・術後化学放射線療法により下咽頭閉塞をきたした1症例．嚥下医学．2014：3（1）：95-102.

Ⅱ

各 論

A 臓器別 CQ

1 上咽頭

CQ1 上咽頭癌は早期であっても化学放射線療法が推奨されるか？

A Stage I には放射線治療単独，Stage II（特に T1-2N1M0）には同時併用化学放射線療法を行うことが推奨される。⇒推奨グレード B

◆ 解 説 ◆

　上咽頭癌は約70％が局所進行癌で診断され，早期癌の頻度は Stage I で5％，Stage II で20％程度と報告されている[1]。早期癌の RT の成績は頻度の多い東南〜南アジア地区を中心として比較的まとまった症例数（50〜300例程度）の後方視解析結果の報告がある[2-6]。RT は1990年以降強度変調放射線治療（IMRT）が標準治療で局所制御率は90％以上と良好な成績の報告がある[7]。RT 単独の治療成績は5年生存割合が76〜95％，5年局所無増悪生存割合は77〜100％程度と報告されている。Stage I で5年生存割合が95〜98％と良好な成績がある。一方，Stage II 特に N1 症例で治療成績は5年生存割合60〜81％（一部で化学療法併用を含む）と満足できる成績ではない。一方，後方視解析結果ではあるが，Stage II，特に N1 症例を中心とする多くの CRT の報告では，5年生存割合が80〜100％，5年局所無増悪生存割合が86〜100％と，比較的良好な成績である[8,9]。なお近年の IMRT 時代以降の再発形式は遠隔転移が中心になった[6,10]。

　Stage II（Chinese 1992 staging）を対象に RT 単独群と CDDP 30 mg/m^{2}の毎週投与を併用した CRT 群を比較した試験で，主要評価項目の5年生存割合で85.8％ vs. 94.5％，無増悪生存割合で77.8％ vs. 87.9％，無遠隔転移生存割合83.9％ vs. 94.8％と CRT 群が有意に優れていた[11]。両群の局所制御率には差がなかった。この試験では AJCC/UICC の Stage III が31例含まれていたことに配慮は必要だが，両群の約8割に高リスク T2N1 症例を含んでいることも考え Stage II 症例には CRT が推奨される治療法と考えられる。

　Stage II 症例に対する化学療法の投与方法に関しては，後方視的解析結果だが同時併用法に追加化学療法[7,9]または導入療法[8]を併用しても明らかな治療成績の改善は認めないため同時併用法が妥当である。

　以上より，上咽頭癌の Stage I は放射線治療単独が，Stage II（特に T1-2N1M0）には同時併用化学放射線療法を行うことを推奨する。

検索ワード

PubMed にて，nasopharyngeal cancer，(T1N0 OR early-stage)，nasopharyngeal cancer，radiotherapy alone，clinical trial の Key Word を用いて検索した。

参考文献

1) Pan JJ, et al. Proposal for the 8th edition of the AJCC/UICC staging system for nasopharyngeal cancer in the era of intensity-modulated radiotherapy. Cancer. 2016；122（4）：546-58.
2) Su SF, et al. Long-term outcomes of early-stage nasopharyngeal carcinoma patients treated with intensity-modulated radiotherapy alone. International journal of radiation oncology, biology, physics. 2012；82（1）：327-33.(Level Ⅳ)
3) Xiao WW, et al. Treatment outcomes after radiotherapy alone for patients with early-stage nasopharyngeal carcinoma. International journal of radiation oncology, biology, physics. 2009；74（4）：1070-6.(Level Ⅳ)
4) Chang JT, et al. The role of brachytherapy in early-stage nasopharyngeal carcinoma. International journal of radiation oncology, biology, physics. 1996；36（5）：1019-24.(Level Ⅳ)
5) Chua DT, et al. Tumor volume is not an independent prognostic factor in early-stage nasopharyngeal carcinoma treated by radiotherapy alone. International journal of radiation oncology, biology, physics. 2004；58（5）：1437-44.(Level Ⅳ)
6) He X, et al. Treatment outcome of patients with stages Ⅰ-Ⅱ nasopharyngeal carcinoma after late course accelerated hyperfractionation radiotherapy alone. Oral oncology. 2012；48（10）：1058-63.(Level Ⅳ)
7) Chen KH, et al. Comparison of the efficacy between concurrent chemoradiotherapy with or without adjuvant chemotherapy and intensity-modulated radiotherapy alone for stage Ⅱ nasopharyngeal carcinoma. Oncotarget. 2016；7（42）：69041-50.(Level Ⅳ)
8) Kang MK, et al. Role of Chemotherapy in Stage Ⅱ Nasopharyngeal Carcinoma Treated with Curative Radiotherapy. Cancer Res Treat. 2015；47（4）：871-8.(Level Ⅳ)
9) Xu T, et al. Role of chemoradiotherapy in intermediate prognosis nasopharyngeal carcinoma. Oral oncology. 2011；47（5）：408-13.(Level Ⅳ)
10) Chua DT, et al. Treatment outcome after radiotherapy alone for patients with Stage Ⅰ-Ⅱ nasopharyngeal carcinoma. Cancer. 2003；98（1）：74-80.(Level Ⅳ)
11) Chen QY, et al. Concurrent chemoradiotherapy vs radiotherapy alone in stage Ⅱ nasopharyngeal carcinoma：phase Ⅲ randomized trial. J Natl Cancer Inst. 2011；103（23）：1761-70.(Level Ⅱ)

CQ2 上咽頭癌に対して Cmab-RT の実施は推奨されるか？

A 上咽頭癌に対する Cmab-RT の有効性を支持する明確なエビデンスは少なく，推奨されない。⇒推奨グレード C2

◆ 解 説 ◆

Cmab-RT の有効性を示した Bonner 試験に，上咽頭癌は含まれていない[1]。上咽頭癌でも高率に EGFR 発現が報告されるが[2,3]，臨床的な有効性の報告は少ない。局所進行上咽頭癌に Cmab と IMRT を併用した第Ⅱ相試験で，2～3 年時点の PFS 70.5～79.1%，OS 90.9～93% と報告されている[4,5]。しかし，標準治療である CDDP 併用 CRT と比較して有効性を支持する明確なエビデンスはないため，上咽頭癌に対して Cmab-RT は推奨されない。

検索ワード

PubMed にて，nasopharyngeal cancer, cetuximab, clinical trial の Key Word を用いて検索した。

参考文献

1) Bonner JA, et al. Radiotherapy plus cetuximab for locoregionally advanced head and neck cancer: 5-year survival data from a phase 3 randomised trial, and relation between cetuximab-induced rash and survival. The lancet oncology. 2010；11（1）：21-8.(Level Ⅱ)
2) Niu X, et al. Experience with combination of cetuximab plus intensity-modulated radiotherapy with or without chemotherapy for locoregionally advanced nasopharyngeal carcinoma. Journal of cancer research and clinical oncology. 2013；139（6）：1063-71.
3) Ma BB, et al. Prognostic significance of tumor angiogenesis, Ki 67, p53 oncoprotein, epidermal growth factor receptor and HER2 receptor protein expression in undifferentiated nasopharyngeal carcinoma--a prospective study. Head & neck. 2003；25（10）：864-72.
4) Chua DT, et al. Prognostic value of epidermal growth factor receptor expression in patients with advanced stage nasopharyngeal carcinoma treated with induction chemotherapy and radiotherapy. International journal of radiation oncology, biology, physics. 2004；59（1）：11-20.(Level Ⅳ)
5) Zhang X, et al. A PhaseⅡ Clinical Trial of Concurrent Helical Tomotherapy plus Cetuximab Followed by Adjuvant Chemotherapy with Cisplatin and Docetaxel for Locally Advanced Nasopharyngeal Carcinoma. Int J Biol Sci. 2016；12（4）：446-53.(Level Ⅳ)

CQ3 上咽頭癌において導入化学療法（ICT）を含んだ治療戦略は推奨されるか？

A 局所進行上咽頭癌に対する導入化学療法（ICT）の有用性を支持する科学的根拠は十分ではないが，状況に応じて行うことを考慮してもよい。
⇒推奨グレード C1

◆ 解 説 ◆

　局所進行上咽頭癌に対しては，白金製剤を併用したCRTが標準治療であるが，さらなる生存期間の延長，局所制御の向上，遠隔転移の抑制を目的に，ICTを用いた治療も検討されている。

　上咽頭癌に対するICTの有用性を検証した大規模な無作為化第Ⅲ相比較試験が，2編報告されている。局所進行例（N0症例は除く）を対象に，TPFによるICTに続きCRTを行う群（ICT-CRT群）と，CRT単独群とを比較した試験[1]では，3年治療成功生存割合（failure-free survival，80% vs. 72%），3年OS（92% vs. 86%）ともに有意にICT-CRT群が優れており，ICTをCRTに加える有用性が確認された。ただし，この試験ではTPFでの薬剤用量が減量されている点，日本人に対する安全性が確立していない点，本邦とは組織型の頻度が異なる点など，留意すべき点がある。一方，PFによるICTに続きCRTを行う群（ICT-CRT群）と，CRT単独群とを比較した試験[2]では，DFSおよび無遠隔転移生存割合（distant metastasis-free survival）は有意にICT-CRT群で優れていたものの，OSでは差を認めなかった。したがって，現時点で標準治療であるCRTを上回る生存成績を示せた臨床試験は，前述の1編のみである。

　上咽頭癌に対するICTの意義を検証したメタアナリシス[3-7]において，局所制御率の向上，遠隔転移の抑制，PFSの延長を報告しているものもあるが，OSの延長を示せたのは1編のみである。

　以上より，局所進行上咽頭癌に対するICTの有用性を支持する結果が出ているため行うことを考慮してもよいが，ICTの毒性，ICTに続くCRTの治療完遂率低下などが懸念されるため，すべての症例に適応すべき治療方法とまではいえない。現在もICTを用いた多くの大規模な臨床試験が進行中であり，それらの結果を待ちつつ，個々の症例毎に適応を判断すべきである。

検索ワード

PubMed/MEDLINE/Cochraneにて，head and neck cancer, nasopharyngeal carcinoma, induction chemotherapy, neoadjuvant chemotherapyをKey Wordに用いて検索した。

参考文献

1) Sun Y, et al. Induction chemotherapy plus concurrent chemoradiotherapy versus concurrent chemoradiotherapy alone in locoregionally advanced nasopharyngeal carcinoma：a phase 3, multicentre, randomised controlled trial. Lancet Oncol. 2016；17（11）：1509-20.(Level Ⅱ)
2) Cao SM, et al. Neoadjuvant chemotherapy followed by concurrent chemoradiotherapy versus concurrent chemoradiotherapy alone in locoregionally advanced nasopharyngeal carcinoma：A phase Ⅲ multicentre randomised controlled trial. Eur J Cancer. 2017；75：14-23.(Level Ⅱ)
3) Chen Y, et al. What Is the Best Treatment of Locally Advanced Nasopharyngeal Carcinoma? An Individual Patient Data Network Meta-Analysis. J Clin Oncol. 2017；35（5）：498-505.(Level Ⅰ)
4) Blanchard P, et al. Chemotherapy and radiotherapy in nasopharyngeal carcinoma：an update of the MAC-NPC meta-analysis. Lancet Oncol. 2015；16（6）：645-55.(Level Ⅰ)
5) Chemoradiotherapy enhanced the efficacy of radiotherapy in nasopharyngeal carcinoma patients：a network meta-analysis. Oncotarget. 2017；8（24）：39782-94.(Level Ⅰ)
6) Wang M, et al. Significant benefits of adding neoadjuvant chemotherapy before concurrent chemoradiotherapy for locoregionally advanced nasopharyngeal carcinoma：a meta-analysis of randomized controlled trials. Oncotarget. 2016；7（30）：48375-90.(Level Ⅰ)
7) Song Y, et al. Survival benefit of induction chemotherapy in treatment for locally advanced nasopharyngeal carcinoma--A time-to-event meta-analysis. Oral Oncol. 2015；51（8）：764-9.(Level Ⅰ)

CQ4 再発・転移上咽頭癌に対して薬物療法は推奨されるか？

A1 再発・転移上咽頭癌に対する一次薬物療法は有効であり，行うことが推奨される。⇒推奨グレード B

A2 再発・転移上咽頭癌における二次薬物療法は，十分な科学的根拠には乏しいが一定の効果が期待できるため，利用可能な薬物療法を行うことを考慮してよい。⇒推奨グレード C1

◆ 解　説 ◆

　上咽頭癌の本邦の発症率は約 500 人/年と稀である。組織型としては，中国・台湾・東南アジアなどの地域（endemic region）では，Epstein-Barr Virus（EBV）関連の未分化癌（リンパ上皮腫を含む）が大多数を占めるが，北米では EBV 関連は少なく，日本はその中間である[1]。再発・転移上咽頭癌に対する緩和的薬物療法としては，初発転移例が 10％弱に留まる，化学療法ならびに放射線治療に高感受性で局所・頸部リンパ節転移ともに根治率が高い，などの理由から本邦からの報告は乏しい。したがって，endemic region のエビデンスを外挿することになるが，上記組織型の違いに留意する必要がある。

　再発・転移上咽頭癌に対する一次薬物療法レジメンとしては，Pt 併用 2 剤化学療法が標準治療である。2012 年にそれまでの第Ⅱ相試験で有効とされてきた，①CDDP＋5-FU（PF）療法，②PTX＋CDDP（TP）療法，③PTX＋CDDP＋5-FU 療法，④BLM＋CDDP＋5-FU 療法，⑤GEM＋CDDP（GP）療法，の 5 つのレジメンを比較した大規模な後方視的解析（N＝822）の結果が報告された[2]。PFS ならびに OS で各レジメン間に統計学的有意差は認められず，3 剤併用レジメンの有効性は示されなかったが，PF 療法，TP 療法，GP 療法はいずれも一次薬物療法レジメンとして有効と結論付けている。

　これまで再発・転移上咽頭癌に対する第Ⅲ相試験は行われていなかったが，2016 年に GP 療法（GEM 1 g/m^2，1，8 日目：CDDP 80 mg/m^2，1 日目：3w）をこれまでのみなし標準治療である PF 療法と直接比較したランダム化第Ⅲ相試験（N＝362）の結果が報告された[3]。主要評価項目である PFS 中央値 7.0 カ月 vs. 5.6 カ月［HR 0.55（95％CI 0.44-0.68，p＜0.0001）］，OS 中央値 29.1 カ月 vs. 20.9 カ月［HR 0.62（95％CI 0.45-0.84，p＜0.0025）］，奏効割合 64％ vs. 42％（p＜0.0001）で GP 療法の優越性が示された。また，有害事象のプロファイルは異なるものの，GP 療法群において治療関連の重篤な有害事象に伴うプロトコール治療中止の頻度は少ない傾向にあった。これらの結果を受け，GP 療法が再発・転移上咽頭癌に対する一次薬物療法の標準レジメンと考えられる。しかし，本邦では 2018 年 4 月時点で上咽頭癌に GEM の保険適用はなく，従来通り PF 療法が標準レジメンとして汎用されている。なお，GEM に関する本邦の報告としては，2 レジメン以上の治療歴を有する再発・転移上咽頭癌に対する単剤療法として，奏効割合 25％で忍容性良好であったとの単施設の少数例（N＝8）での後方視的検討がある[4]。

以上より，本邦では標準的治療と考えられるGP療法は使用できないものの，再発・転移上咽頭癌に対する一次薬物療法は有効であり適切なレジメンを行うことが推奨される。

　再発・転移上咽頭癌に対する二次薬物療法の有効性を証明した第Ⅲ相比較試験は存在しない。Pt感受性が保たれていれば，一次薬物療法で未使用のPt併用療法を考慮する。一方，Pt抵抗例に対しても，GEM，CAPE，DOCの第Ⅱ相試験やS-1単剤療法の後方視的解析において奏効割合は30〜40％と報告されている[5-8]。また，CmabはCBDCAとの併用療法が化学療法既治療患者を対象に検討されており，奏効割合12％，病勢安定48％と報告されている[9]。

　以上より，再発・転移上咽頭癌における二次薬物療法は，十分な科学的根拠には乏しいが一定の効果が期待できるため，利用可能な薬物療法を行うことを考慮してよい。

検索ワード

PubMedにて，（nasopharyngeal carcinoma）AND（recurrent OR metastatic）AND（chemotherapy OR targeted therapy OR hormone therapy OR systemic therapy）NOT（radiotherapy OR radiation）をKey Wordに用いて検索し，重要と思われる文献を抽出した。

参考文献

1) Japan Society of Head and Neck Cancer Registry Committee. Report of Head and Neck Cancer Registry of Japan Clinical Statistics of Registered Patients, 2014. Jpn J Head and Neck Cancer. 2016；42（suppl）：1-115.
2) Jin Y, et al. Comparison of five cisplatin-based regimens frequently used as the first-line protocols in metastatic nasopharyngeal carcinoma. J Cancer Res Clin Oncol. 2012；138（10）：1717-25.（Level Ⅳ）
3) Zhang L, et al. Gemcitabine plus cisplatin versus fluorouracil plus cisplatin in recurrent or metastatic nasopharyngeal carcinoma：a multicentre, randomised, open-label, phase 3 trial. Lancet. 2016；388（10054）：1883-92.（Level Ⅱ）
4) Enokida T, et al. Gemcitabine monotherapy in patients with heavily treated nasopharyngeal cancer：a case series. Int J Clin Oncol. 2017；22（6）：1009-14.（Level Ⅳ）
5) Foo KF, et al. Gemcitabine in metastatic nasopharyngeal carcinoma of the undifferentiated type. Ann Oncol. 2002；13（1）：150-6.（Level Ⅲ）
6) Daniel TT, et al. A phaseⅡ study of capecitabine in patients with recurrent and metastatic nasopharyngeal carcinoma pretreated with platinum-based chemotherapy. Oral Oncol. 2003；39（4）：361-6.（Level Ⅲ）
7) Ngeow J, et al. Docetaxel is effective in heavily pretreated patients with disseminated nasopharyngeal carcinoma. Ann Oncol. 2011；22（3）：718-22.（Level Ⅲ）
8) Peng PJ, et al. Safety and efficacy of S-1 chemotherapy in recurrent and metastatic nasopharyngeal carcinoma patients after failure of platinum- based chemotherapy：multi-institutional retrospective analysis. Drug Des Devel Ther. 2014；8：1083-7.（Level Ⅳ）
9) Chan AT, et al. Multicenter, phaseⅡ study of cetuximab in combination with carboplatin in patients with recurrent or metastatic nasopharyngeal carcinoma. J Clin Oncol. 2005；23（15）：3568-76.（Level Ⅲ）

2 舌・口腔

CQ5 舌・口腔癌に対する術前化学療法・術前化学放射線療法は有用か？

A 舌・口腔癌に対する術前化学療法・術前化学放射線療法は十分な科学的根拠がなく，行うことは勧められない。⇒推奨グレード **C2**

◆ 解 説 ◆

　舌癌を含む口腔癌の標準的治療は根治切除であるが，しばしば集学的治療が必要とされ，術前または術後に抗がん薬あるいはRT，またはそれらの併用療法が検討された。

　舌癌を含む根治切除可能な局所進行口腔癌に対する術前化学療法（ICT）の有用性については，主に2つの第Ⅲ相試験と複数のメタアナリシスにて検討されている。

　切除可能口腔癌を対象とした第Ⅲ相試験では[1]，術前にCDDP＋5-FU療法を行うICT群と手術単独群を比較し，5年PFSはICT群で57％，手術単独群46％と有意差は認めなかった。ICT群の奏効例では，再発リスクの改善が得られたが，3％に治療関連死を認め，長期経過観察でも生存割合に有意差を認めなかった[2]。ICTをTPFに強化し，ICT後に手術＋術後RTを施行するICT群と，手術＋術後RTを施行する標準治療群第Ⅲ相試験が実施された[3]。ICT群では80.6％の高い奏効割合が得られるも，長期経過観察では有意差を認めなかった[4]。これらを統合したメタアナリシスでは[5]，N2症例のみのサブグループ解析でICTが生存割合を改善する可能性が示唆された。しかし，全体的にはこれまでのメタアナリシスと同様，ICTは生存割合の改善を示していない[6-8]。

　以上より，口腔癌に対するICTには生存を改善する十分な科学的根拠がなく，行うことは勧められない。

　術前CRTの意義に関しては，口腔癌および中咽頭癌を対象とした，術前に低用量CDDP併用CRTと手術単独とを比較するDOSAK試験が報告されている[9]。局所再発割合はCRT群で15.6％，手術単独群で31％とCRT群の局所再発割合が低く，さらにCRT群は手術単独群と比較し3年生存割合が20％以上良好であった。しかし，登録された71％しか解析されておらず，ITT解析でなく，観察期間が短い（登録終了3カ月後）などの点でこの試験のみでの判断は適当ではない。その他のメタアナリシスでも術前CRTの有用性を示す報告があるが[10]，解析対象にRCTが含まれていない。

　以上より，比較的治療成績が良好な第Ⅱ相試験の報告はあるが[11]，RCTによる検証が行われておらず，口腔癌に対する術前CRTは十分な科学的根拠がなく，行うことは勧められない。

検索ワード

PubMed にて，Oral squamous cell carcinoma, neoadjuvant chemotherapy, chemoradiotherapy, preoperative chemotherapy, chemoradiotherapy のキーワードを用いて検索した。

参考文献

1) Licitra L, et al. Primary chemotherapy in resectable oral cavity squamous cell cancer：a randomized controlled trial. J Clin Oncol. 2003；21（2）：327-33.(Level Ⅱ)
2) Bossi P, et al. Preoperative chemotherapy in advanced resectable OCSCC：long-term results of a randomized phase Ⅲ trial. Ann Oncol. 2014；25（2）：462-6.(Level Ⅱ)
3) Lee AW, et al. Randomized phase Ⅲ trial of induction chemotherapy with docetaxel, cisplatin, and fluorouracil followed by surgery versus up-front surgery in locally advanced resectable oral squamous cell carcinoma. J Clin Oncol. 2013；31（6）：744-51.(Level Ⅱ)
4) Zhong LP, et al. Long-term results of a randomized phase Ⅲ trial of TPF induction chemotherapy followed by surgery and radiation in locally advanced oral squamous cell carcinoma. Oncotarget. 2015；30；6（21）：18707-14.(Level Ⅱ)
5) Marta GN, et al. Induction chemotherapy prior to surgery with or without postoperative radiotherapy for oral cavity cancer patients：Systematic review and meta-analysis. Eur J Cancer. 2015；51（17）：2596-603.(Level Ⅰ)
6) El-Sayed S, et al. Adjuvant and adjunctive chemotherapy in the management of squamous cell carcinoma of the head and neck region. A meta-analysis of prospective and randomized trials. J Clin Oncol. 1996；14（3）：838-47.(Level Ⅰ)
7) Pignon JP, et al. Chemotherapy added to locoregional treatment for head and neck squamous-cell carcinoma：three meta-analyses of updated individual data. MACH-NC Collaborative Group. Meta-Analysis of Chemotherapy on Head and Neck Cancer. Lancet. 2000；355（9208）：949-55.(Level Ⅰ)
8) Ma J, et al. Induction chemotherapy decreases the rate of distant metastasis in patients with head and neck squamous cell carcinoma but does not improve survival or locoregional control：a meta-analysis. Oral Oncol. 2012；48（11）：1076-84.(Level Ⅰ)
9) Mohr C, et al. Preoperative radiochemotherapy and radical surgery in comparison with radical surgery alone. A prospective, multicentric, randomized DOSAK study of advanced squamous cell carcinoma of the oral cavity and the oropharynx（a 3-year follow-up）. Int J Oral Maxillofac Surg. 1994；23（3）：140-8.(Level Ⅱ)
10) Klug C, et al. Preoperative chemoradiotherapy in the management of oral cancer：a review. J Craniomaxillofac Surg. 2008；36（2）：75-88.(Level Ⅰ)
11) Harada H, et al. Multicenter phase Ⅱ trial of preoperative chemoradiotherapy with S-1 for locally advanced oral squamous cell carcinoma. Cancer Chemother Pharmacol. 2013；71（4）：1059-64.(Level Ⅲ)

3 中咽頭

CQ6 HPV感染の有無に基づいた治療選択は推奨されるか？

A 喫煙歴・腫瘍量・診断感度の限界等の問題があり，HPV陽性が予後良好であっても，生存を損なうことなく真に治療強度を弱められる集団の定義は明らかではないため，HPV感染の有無に基づいた治療選択をすること，特に低侵襲な治療を選択することは，現時点では推奨されない。⇒推奨グレード **C2**

◆ 解　説 ◆

　HPV感染は頭頸部扁平上皮癌全体の20％に認められ，特にHPV陽性率は中咽頭癌で約50％である。HPV陽性中咽頭扁平上皮癌は組織学的に低分化であることが多く，T stageが低くN stageが高いことが多い[1]。また，CRTに対する感受性が高く[2,3]，CRTや手術療法などの治療手段にかかわらず予後良好な集団である[1,4-7]。大規模臨床試験において予後良好なHPV陽性例の影響は大きく，RCTにおける重要な層別化因子として認識されている。

　HPV関連癌を検出する方法として，PCR法や in situ hybridizationによるウイルスDNAの検出と，がん抑制遺伝子であるp16タンパクの免疫組織化学染色法（p16 IHC）であり，それぞれに長所と短所が指摘されている[8]（表21）。最も広く使用されているp16発現は，HPV感染のサロゲートマーカーとして位置づけられ，p16 IHCはホルマリン固定パラフィン切片を用いた簡便かつコストの低い測定方法であるが，現時点で頭頸部がんに保険適用はない。p16 IHCの短所として，p16が過剰発現していてもHPVウイルス陰性となることがある[9,10]。HPV関連癌のp16 IHC像は，核と細胞質のいずれもがびまん性に強陽性像を示すことが特徴であり，染色強度が＋2/3以上で，腫瘍細胞の75％以上が染色陽性である場合をp16陽性とする判定基準が最も感度が高いと認識され，汎用されている[11]。

　AJCC第8版における咽頭癌は，上咽頭癌，HPV関連（p16陽性）中咽頭癌，下咽頭癌＋HPV非関連（p16陰性）中咽頭癌の3つのカテゴリーに分類されている。中咽頭癌ではp16 IHCによるp16発現が陽性の場合のみp16陽性中咽頭癌と診断され，p16陽性中咽頭癌に独自の病期分類が設定された（表22，23）[12]。よって，HPV関連性の高い中咽頭扁平上皮癌では，p16 IHCを用いたHPV測定は必要である。

　AJCC第8版でのHPV関連中咽頭癌は，第7版よりも臨床病期が早期になっている部分もあるが，治療に関しては，現時点では変更せず旧来通りに行うべきである。

1）HPV陽性例に対するCmab-RT

　RT単独群とCmab-RT群を比較したBonner試験では，中咽頭癌が喉頭・下咽頭癌よ

表21 HPV検出に用いられる検査法の長所と短所

検査法	長所	短所
p16 IHC	高感度 FFPEが利用可能 転写活性に関する情報が得られる 市販キットが使用可能 簡便 低コスト	低特異度 あくまで代理マーカーである 判定基準が確立されていない
ISH	高感度 FFPEが利用可能 HPV感染細胞の可視化 市販キットが使用可能 簡便	ウイルス量が少ないと感度が低下する 転写活性に関する情報は得られない
HPV PCR法	高感度 FFPEが利用可能 さまざまなHPVを検出可能 市販キットが使用可能 低コスト	DNA抽出が必要 転写活性に関する情報は得られない コンタミネーションのリスク
HPV E6/E7 mRNA PCR（RT-PCR）	高感度かつ高特異度 臨床的意義のあるHPV感染が検出される	新鮮凍結組織が必要 RNA変性のリスク ルーチン検査には不向き
HR-HPV E6/E7 mRNA ISH（RNAscope）	高感度かつ高特異度 FFPEが利用可能 ウイルス転写産物を直接的に可視化できる ルーチン検査に利用できる	新しい技術であり，現時点では臨床的な検証が不十分

FFPE：Formalin-fixed paraffin-embedded, IHC：immunohistochemistry, ISH：In Situ Hybridization, RT-PCR：reverse transcriptase PCR

（Mirghani H, et al. Human papilloma virus testing in oropharyngeal squamous cell carcinoma：what the clinician should know. Oral Oncol. 2014；50（1）：1-9 より一部改変）

表22 HPV陽性中咽頭癌におけるN分類（AJCC）

旧分類（第7版）	新分類（第8版）	
N0	N0	領域リンパ節が同定されない
N1	N1	6 cm以下の1つまたはそれ以上の片側リンパ節
N2a		
N2b		
N2c	N2	6 cm以下の対側，もしくは両側リンパ節
N3	N3	6 cm以上のリンパ節転移

表23 HPV陽性中咽頭癌における臨床病期分類の比較（AJCC）

旧分類（第7版）

	T1	T2	T3	T4a	T4b
N0	Ⅰ	Ⅱ	Ⅲ	ⅣA	ⅣB
N1	Ⅲ	Ⅲ	Ⅲ	ⅣA	ⅣB
N2a	ⅣA	ⅣA	ⅣA	ⅣA	ⅣB
N2b	ⅣA	ⅣA	ⅣA	ⅣA	ⅣB
N2c	ⅣA	ⅣA	ⅣA	ⅣA	ⅣB
N3	ⅣB	ⅣB	ⅣB	ⅣB	ⅣB

新分類（第8版）

	T1	T2	T3	T4*
N0	Ⅰ	Ⅰ	Ⅱ	Ⅲ
N1	Ⅰ	Ⅰ	Ⅱ	Ⅲ
N2	Ⅱ	Ⅱ	Ⅱ	Ⅲ
N3	Ⅲ	Ⅲ	Ⅲ	Ⅲ

* 新分類ではT4aとT4bをまとめてT4とする。

表24 中咽頭癌のp16発現状況と治療成績：Bonner試験

	p16陽性中咽頭癌		p16陰性中咽頭癌	
	RT単独群	Cmab-RT群	RT単独群	Cmab-RT群
3年局所制御割合	65%	87%	20%	32%
	HR 0.31 [95%CI 0.11-0.88]		HR 0.78 [95%CI 0.49-1.25]	
3年全生存割合	72%	88%	33%	42%
	HR 0.38 [95%CI 0.15-0.94]		HR 0.85 [95%CI 0.61-1.19]	

(Rosenthal DI, et al. Association of Human Papillomavirus and p16 Status With Outcomes in the IMCL-9815 PhaseⅢ Registration Trial for Patients With Locoregionally Advanced Oropharyngeal Squamous Cell Carcinoma of the Head and Neck Treated With Radiotherapy With or Without Cetuximab. J Clin Oncol. 2016 Apr 20；34（12）：1300-8. より改変)

りも局所制御期間やOSの上乗せ効果が大きい傾向にあった[13]。中咽頭癌に限定し，HPV感染をp16 IHCにより判断し感染の有無と治療成績の関係が解析されたが，Cmab-RTの有効性は，p16陰性よりp16陽性において大きい傾向があるものの，p16発現が有意な効果予測因子であることは示されていない[14]（表24）。

　これまでにHPV陽性例においてCRTとCmab-RTのどちらが推奨されるかを示したエビデンスは存在せず[15,16]，HPV感染の有無によってCmab-RTの適応を判断する根拠はない。局所進行HPV陽性中咽頭癌を対象にCRTとCmab-RTを比較する3つの比較試験が現在進行中である[17]。TNM分類第8版ではリスク因子に喫煙歴が考慮されてい

ないが，HPV 感染状態だけでなく，臨床病期や喫煙歴などのリスク因子を含めた総合的な判断が推奨される[18-20]。

2）HPV 陽性例に対する低侵襲治療

　放射線治療に感受性が高く予後良好な HPV 陽性中咽頭癌に対して，導入化学療法後に奏効例を選択し，放射線の線量を減ずることで有害事象を軽減しようという治療戦略が臨床試験で検討されている。

　TNM 分類第 7 版による臨床病期Ⅲ/ⅣのHPV 陽性中咽頭扁平上皮癌を対象とした第Ⅱ相試験[21]において，CDDP, PTX, Cmab 併用による導入化学療法を施行し，原発巣で完全奏効（CR）が得られた場合は照射線量を 54 Gy に減らした Cmab 併用 IMRT を行い，CR が得られない場合は照射線量を 69.3 Gy とする試験治療が検討された。また，TNM 分類第 7 版による臨床病期Ⅲ/Ⅳの p16 陽性中咽頭扁平上皮癌を対象とした第Ⅱ相試験[22]において，CBDCA＋PTX による ICT を施行し，PR 以上の奏効が得られた場合は照射線量を 54 Gy に減らした CRT（PTX 併用 IMRT）を行い，PR 以上の奏効が得られない場合は照射線量を 60 Gy とする試験が行われた。

　両試験とも ICT の奏効に応じて照射線量を減少させることにより局所の毒性軽減が示唆されたが，局所再発の頻度の上昇も懸念された。また，HPV 陽性であっても，喫煙歴や腫瘍量によって治療強度を減ずることの可否を考慮する必要があり，p16 発現のみによる HPV 診断の感度の限界も指摘されている。よって，生存を損なうことなく真に治療強度を弱められる集団の定義は明らかではなく，HPV 感染の有無のみに基づいて安易に低侵襲な治療を選択することは現時点では推奨されない。

検索ワード

PubMed にて，HPV, head and neck の Key Word を用いて検索した。また，HPV 陽性腫瘍に関する Bonner 試験の HPV 解析や，HPV 陽性腫瘍におけるリスク因子に関連する臨床試験，放射線量減量に関する臨床試験，システマティックレビューの中から，重要と思われる文献を抽出した。

参考文献

1) Gillison ML, et al. Evidence for a causal association between human papillomavirus and a subset of head and neck cancers. J Natl Cancer Inst. 2000；92（9）：709-20.（Level Ⅲ）
2) Gillison ML, et al. Survival outcomes by tumor human papillomavirus（HPV）status in stage Ⅲ-Ⅳ oropharyngeal cancer（OPC）in RTOG 0129. J Clin Oncol. 27：15s；009（suppl；abstr 6003）.（Level Ⅱ）
3) Fakhry C, et al. Improved survival of patients with human papillomavirus-positive head and neck squamous cell carcinoma in a prospective clinical trial. J Natl Cancer Inst. 2008；100（4）：261-9.（Level Ⅱ）
4) Mellin H, et al. Human papillomavirus（HPV）DNA in tonsillar cancer：clinical correlates, risk of relapse, and survival. Int J Cancer. 2000；89（3）：300-4.（Level Ⅳ）
5) Weinberger PM, et al. Prognostic significance of p16 protein levels in oropharyngeal squamous cell

cancer. Clin Cancer Res. 2004 ; 10（17）: 5684-91.（Level Ⅳ）
6）Ragin CC, et al. Survival of squamous cell carcinoma of the head and neck in relation to human papillomavirus infection : review and meta-analysis. Int J Cancer. 2007 ; 121（8）: 1813-20.（Level Ⅲ）
7）Pai SI, et al. Molecular pathology of head and neck cancer : implications for diagnosis, prognosis, and treatment. Annu Rev Pathol. 2009 ; 4 : 49-70.（Level Ⅲ）
8）Mirghani H, et al. Human papilloma virus testing in oropharyngeal squamous cell carcinoma : what the clinician should know. Oral Oncol. 2014 ; 50（1）: 1-9.（Level Ⅲ）
9）Schache AG, et al. Evaluation of human papilloma virus diagnostic testing in oropharyngeal squamous cell carcinoma : sensitivity, specificity, and prognostic discrimination. Clin Cancer Res. 2011 ; 17（19）: 6262-71.（Level Ⅳ）
10）Singhi AD, et al. Comparison of human papillomavirus in situ hybridization and p16 immunohistochemistry in the detection of human papillomavirus-associated head and neck cancer based on a prospective clinical experience. Cancer. 2010 ; 116（9）: 2166-73.（Level Ⅱ）
11）Lydiatt WM, et al. Head and Neck cancers-major changes in the American Joint Committee on cancer eighth edition cancer staging manual. CA Cancer J Clin. 2017 ; 67（2）: 122-37.
12）The AJCC Cancer Staging Manual, Eighth Edition（2017）
13）Bonner JA, et al. Radiotherapy plus cetuximab for squamous-cell carcinoma of the head and neck. N Engl J Med. 2006 ; 354（6）: 567-78.（Level Ⅱ）
14）Rosenthal DI, et al. Association of Human Papillomavirus and p16 Status With Outcomes in the IMCL-9815 Phase Ⅲ Registration Trial for Patients With Locoregionally Advanced Oropharyngeal Squamous Cell Carcinoma of the Head and Neck Treated With Radiotherapy With or Without Cetuximab. J Clin Oncol. 2016 ; 34（12）: 1300-8（Level Ⅱ）
15）Psyrri A, et al. The current and future impact of human papillomavirus on treatment of squamous cell carcinoma of the head and neck. Ann Oncol. 2014 ; 25（11）: 2101-15.（Level Ⅲ）
16）Urban D, et al. What is the best treatment for patients with human papillomavirus-positive and -negative oropharyngeal cancer? Cancer. 2014 ; 120（10）: 1462-70.（Level Ⅲ）
17）Mirghani H, et al. Oropharyngeal cancers : relationship between epidermal growth factor receptor alterations and human papillomavirus status. Eur J Cancer. 2014 ; 50（6）: 1100-11.（Level Ⅲ）
18）Ang KK, et al. Human papillomavirus and survival of patients with oropharyngeal cancer. N Engl J Med. 2010 ; 363（1）: 24-35.（Level Ⅱ）
19）Gillison ML, et al. Tobacco smoking and increased risk of death and progression for patients with p16-positive and p16-negative oropharyngeal cancer. J Clin Oncol. 2012 ; 30（17）: 2102-11.（Level Ⅱ）
20）Maxwell JH, et al. Tobacco use in human papillomavirus-positive advanced oropharynx cancer patients related to increased risk of distant metastases and tumor recurrence. Clin Cancer Res. 2010 ; 16（4）: 1226-35.（Level Ⅲ）
21）Marur S, et al. E1308 : PhaseⅡ Trial of Induction Chemotherapy Followed by Reduced-Dose Radiation and Weekly Cetuximab in Patients With HPV-Associated Resectable Squamous Cell Carcinoma of the Oropharynx—ECOG-ACRIN Cancer Research Group. J Clin Oncol. 2017 ; 35（5）: 490-7.（Level Ⅱ）
22）Chen AM, et al. Reduced-dose radiotherapy for human papillomavirus-associated squamous-cell carcinoma of the oropharynx : a single-arm, phase 2 study. Lancet Oncol. 2017 ; 18（6）: 803-11.（Level Ⅱ）

4 原発不明頸部転移癌

CQ7 原発不明頸部転移癌のみに対しての初回治療に，手術療法を選択すべきか，化学放射線療法を選択すべきか？

A1 切除可能な原発不明頸部転移癌の初回治療として手術療法が勧められる。
⇒推奨グレード **B**

A2 切除不能な原発不明頸部転移癌の初回治療として放射線療法が勧められ，扁平上皮癌であれば頭頸部扁平上皮癌に準じた化学放射線療法が勧められる。
⇒推奨グレード **C1**

◆ 解　説 ◆

「TNM 悪性腫瘍の分類第 8 版」，「頭頸部癌取扱い規約第 6 版」においては，臨床的に原発不明頸部転移癌であっても，組織検査で p16 免疫染色陽性であれば HPV 関連中咽頭癌，EBV 陽性であれば上咽頭癌として分類され，各臓器別の治療アルゴリズムに則っての治療選択が推奨される。これらを除外した状況が原発不明頸部転移がんと定義され，頭頸部がんの 3〜5％にすぎない。今回の検索では，新規約に則った定義での報告がないため，従来のこれらを含んだ解析となっている。

N1，N2a でリンパ節の節外浸潤がない場合は手術療法のみでも 81％の腫瘍制御と良好な成績[1]，N1 では手術療法のみで再発例はなかったとの報告もある[2]。手術療法が CRT と比較して生存割合に差がないという報告[3]もあるが，二次治療の可能性も考慮すると組織学的確定診断が重要であるため，初回治療で切除可能であれば手術療法が勧められる。

切除不能例に対する初回治療で報告が最も多いものは RT 単独である。扁平上皮癌症例は切除不能頭頸部扁平上皮癌に準じて CRT を検討する[4]。

検索ワード

PubMed で，primary unknown cancer, head and neck, lymph node metastases, clinical trial の Key Word を用いて検索した。

参考文献

1) Ignej S, et al. Metastatic squamous cell carcinoma of the neck from an unknown primary：management options and patterns of relapse. Head Neck. 2002；24（3）：236-46.(Level Ⅳ)
2) Patel RS, et al. Squamous cell carcinoma from an unknown head and neck primary site："a selective treatment" approach. Arch Otolaryngol Head Neck Surg. 2007；133（12）：1282-7.(Level Ⅳ)
3) Balaker AE, et al. Cancer of unknown primary：does treatment modality make a difference? Laryngoscope. 2012；122（6）：1279-82.(Level Ⅳ)
4) Adelstein DJ. An intergroup phase Ⅲ comparison of standard radiation therapy and two schedules of concurrent chemoradiotherapy in patients with unresectable squamous cell head and neck cancer. J Clin Oncol. 2003；21（1）：92-8.(Level Ⅱ)

CQ8 原発不明頸部転移癌術後，高リスク（断端陽性もしくはリンパ節転移被膜外浸潤）であった場合，化学放射線療法は有用か？

A 組織型が扁平上皮癌で高リスクであった場合は，十分なエビデンスはないものの頭頸部扁平上皮癌に準じて術後治療として化学放射線療法を行うよう勧められる。⇒推奨グレード C1

◆ 解 説 ◆

後方視的な検討であるが，組織型が扁平上皮癌の原発不明頸部転移癌で切除が行われた場合，術後の予後因子として N stage，リンパ節被膜外浸潤が報告されている[1]。そのため術後治療の適応を頭頸部扁平上皮癌の再発リスク分類に準じて術後 CRT を考慮することは妥当である（p.31，Ⅰ-D-4-1）。

なお，扁平上皮癌以外の組織型における術後補助療法に系統だった報告はない。このため，扁平上皮癌におけるエビデンスを外挿することになり，エビデンスは不十分だが個別に適応を検討する。

検索ワード

PubMed で，primary unknown cancer，head and neck，lymph node metastases，clinical trial の Key Word を用いて検索した。

参考文献

1) Balaker AE, et al. Cancer of unknown primary: does treatment modality make a difference? Laryngoscope. 2012; 122 (6): 1279-82.(Level Ⅳ)

CQ9 原発不明頸部転移癌で病理診断が扁平上皮癌の場合に，化学放射線療法で併用する抗がん薬は何がよいか？

A 頭頸部扁平上皮癌に準じて白金製剤を併用することを考慮してもよい。
⇒推奨グレード **C1**

◆ 解 説 ◆

原発不明頸部転移癌で扁平上皮癌の病理診断の場合，CRTにおける併用抗がん薬について特化して言及した報告はない。後方視的な報告のなかで多いのはCDDP[1-3]である。この場合，頭頸部扁平上皮癌に準じる点から，RTへの上乗せ効果に対するエビデンスが最も明確なCDDPとの併用が考慮される[4-6]。また，2017年に発表された「TNM悪性腫瘍の分類第8版」（UICC）では，p16免疫染色陽性であればHPV関連中咽頭癌として，EBER-ISH陽性であれば上咽頭癌として扱われることからもCDDPとの併用が考慮される。

検索ワード

PubMedで，primary unknown cancer，head and neck，lymph node metastases，clinical trialのKey Wordを用いて検索した。

参考文献

1) Shoushtari A, et al. Outcomes of patients with head-and-neck cancer of unknown primary origin treated with intensity-modulated radiotherapy. Int J Radiat Oncol Biol Phys. 2011；81（3）：e83-91.（Level Ⅳ）
2) Beldi D, et al. Role of radiotherapy in the treatment of cervical lymph node metastases from an unknown primary site：retrospective analysis of 113 patients. Int J Radiat Oncol Biol Phys. 2007；69（4）：1051-8.（Level Ⅳ）
3) Villeneuve H, et al. Cervical lymph node metastases from unknown primary cancer：a single-institution experience with intensity-modulated radiotherapy. Int J Radiat Oncol Biol Phys. 2012；82（5）：1866-71.（Level Ⅳ）
4) Adelstein DJ. An intergroup phaseⅢ comparison of standard radiation therapy and two schedules of concurrent chemoradiotherapy in patients with unresectable squamous cell head and neck cancer. J Clin Oncol. 2003；21（1）：92-8.（Level Ⅱ）
5) Pignon JP, et al. Chemotherapy added to locoregional treatment for head and neck squamous-cell carcinoma：three meta-analyses of updated individual data. MACH-NC Collaborative Group. Meta-Analysis of Chemotherapy on Head and Neck Cancer. Lancet. 2000；355（9208）：949-55.（Level Ⅰ）
6) Zhuang SM, et al. Management of lymph node metastases from an unknown primary site to the head and neck（Review）. Mol Clin Oncol. 2014；2（6）：917-22.（Level Ⅳ）

B 治療別 CQ

1 化学放射線療法

CQ10 遠隔転移を有する上咽頭癌において，局所制御目的の緩和的化学放射線療法は適応となるか？

A 緩和的化学放射線療法が，全身化学療法単独よりも局所病変による症状や苦痛の改善に対して有益と判断される場合には考慮してもよい。
⇒推奨グレード C1

◆ 解 説 ◆

　遠隔転移を有する上咽頭癌に対する標準治療は全身化学療法であり，根治を目的としたCRTは原則として適応にならない。しかし，上咽頭癌は放射線および化学療法への感受性が高く，頭蓋底浸潤による脳神経症状や粗大な頸部腫瘤は患者のQOLを大幅に低下させ得ることから，他部位の頭頸部がんより局所制御が臨床的に有益な場合がある。

　遠隔転移を有する上咽頭癌に対する緩和的CRTの前向き試験の報告は存在しないが，全身化学療法単独と原発巣へのRTを併用した2つの後方視的研究がある。初発時遠隔転移を有する105例を対象とした後方視的研究では，96例にCDDP＋5-FUとRT，9例にRT単独が施行された[1]。照射線量の中央値は70 Gy（30〜74 Gy）で，5年生存割合は17％だった。ただし，CRTは26例のみで，大部分は全身化学療法後にRT単独が実施された。もう一つの406例を対象とした後方視的研究では，全身化学療法＋RT（n＝176），RT単独（n＝38），全身化学療法，緩和治療の4群が含まれていた[2]。RT群の照射線量中央値は70 Gy（範囲：40〜84 Gy）で，生存期間において全身化学療法＋RT群は4群の中で有意に良好であった。また，全身化学療法＋RT群をCRT群とnon-CRT群（ICT後RT群＋RT後全身化学療法群）に分けて比較した結果，生存期間中央値（median survival time：MST）が51カ月 vs 33.3カ月と，CRT群で良好な結果であった。

　以上のように，遠隔転移を有する上咽頭癌では，複数の後方視的研究において原発巣に対するCRTで比較的良好な結果が得られている。実臨床においては，症状を有する局所進行例でCRTの適応があると考えられる。薬物療法を併用することでRTの急性の有害事象が増強することや，患者の全身状態や遠隔転移巣の状態を十分に考慮したうえで，局所制御目的の緩和的CRTを検討すべきである。

検索ワード

PubMed にて，nasopharyngeal cancer，distant metastasis，chemoradiotherapy の Key Word を用いて検索した。

参考文献

1) Lin, S, et al. Combined high-dose radiation therapy and systemic chemotherapy improves survival in patients with newly diagnosed metastatic nasopharyngeal cancer. Am J Clin Oncol. 2012 ; 35 (5) : 474-9.(Level Ⅳ)
2) Chen MY, et al. Locoregional radiotherapy in patients with distant metastases of nasopharyngeal carcinoma at diagnosis. Chin J Cancer. 2013 ; 32 (11) : 604-13.(Level Ⅳ)

CQ11 遠隔転移を有する上咽頭癌以外の頭頸部がんにおいて，原発巣や頸部リンパ節に対する局所治療は有用か？

A 遠隔転移を有する頭頸部がんにおいて，原発巣や頸部リンパ節に対する局所治療が，全身化学療法単独よりも症状や苦痛の改善に対して有益と判断される場合には考慮してもよい。⇒推奨グレード C1

◆ 解 説 ◆

　頭頸部には発声，嚥下，咀嚼などの重要な機能が存在し，原発巣や頸部リンパ節の増悪が著しい患者のQOL低下につながる可能性がある。そのため，遠隔転移例についても局所治療の適応を考えなければならない場合がある。

　遠隔転移を有する頭頸部がんにおける原発巣や頸部リンパ節に対するCRTに関する前向き試験の報告はないが，NCCNガイドライン[1]では，少数の遠隔転移巣を有する患者に限定してCRTなどの局所療法を考慮することを治療オプションとして挙げている。

　また，米国 National Cancer Data Base（NCDB）における全身化学療法を受けた遠隔転移を有する頭頸部扁平上皮癌3,269例の後方視的解析では，局所治療を受けた群は，局所治療を受けていない群と比較して2年生存割合が34.2% vs 20.6%と有意に高かった[2]。さらに局所治療のなかでも，照射線量60 Gy以上あるいは原発巣切除術など，より治療強度の強い局所治療を受けた群と，受けなかった群との比較では，2年生存割合において40.6% vs 20.6%と有意に高かった。この報告では上咽頭癌症例を9％含むこと，CRTと手術の割合が不明であること，後方視解析による選択バイアスがあることなどに留意は必要だが，遠隔転移を有する頭頸部がんに対する局所治療により生存に関する利益を得られる可能性がある。

　以上，遠隔転移を有する上咽頭以外の頭頸部がんにおいて，原発巣や頸部リンパ節に対する局所治療を推奨できる十分な強い根拠は乏しいが，患者の全身状態および遠隔転移を含めた病巣の拡がりを勘案し，臨床的にリスクベネフィットを充分考慮したうえで，外科的切除，RT単独，CRT等の局所治療の適応を検討すべきである。

検索ワード

PubMedにて，distant metastasis, local treatment, systemic therapy, head and neck squamous cell carcinoma の Key Word を用いて検索した。

参考文献

1) NCCN Clinical Practice Guidelines in Oncology, Head and Neck Cancers, v 2.0, 2017.
2) Zumsteg ZS, et al. Combined high-intensity local treatment and systemic therapy in metastatic head and neck squamous cell carcinoma：An analysis of the National Cancer Data Base. Cancer. 2017；123（23）：4583-93.(Level Ⅳ)

CQ12 放射線治療歴のある切除不能な頭頸部扁平上皮癌局所再発に対する化学療法は推奨されるか？

A 放射線治療歴のある切除不能な頭頸部扁平上皮癌局所再発に対しては，有効性と安全性が十分に確認されている全身化学療法を行うことが推奨される。
⇒推奨グレード **B**

◆ 解　説 ◆

　現在，再発・転移頭頸部扁平上皮癌に対する初回の標準治療となっている全身化学療法は白金製剤（CDDP または CBDCA）＋5-FU＋Cmab 療法であり，2 年生存割合は 14％で，局所再発であっても遠隔転移であっても治療効果に差はなく，治療関連死も認めていない[1,2]。

　放射線治療歴のある切除不能な頭頸部扁平上皮癌局所再発に対しては，抗がん薬を併用した再照射の安全性・効果についても検討されているが，全身化学療法とどちらが優れているかについては十分なエビデンスは存在しない[3]。

　頭頸部がん局所再発例に対して，化学療法併用再照射と全身化学療法を比較した前向き臨床試験としては GORTEC98-03 試験があり[4]，57 名の患者が登録され，化学療法併用再照射群と MTX 単剤群とに割り付けられ，1 年生存割合は再照射群 23％，MTX 群 22％と差を認めなかった。一方で Grade 3 以上の重篤な晩期合併症は再照射群で 11 例，MTX 群で 5 例と，再照射群で多く認められている。この試験は症例登録不足のまま，最終的に目標登録症例に至らず試験終了となっており，検出力不足が問題となっている。同様のデザインで化学療法併用再照射と全身化学療法を比較した RTOG04-21 試験も，症例登録不足のため試験が中途終了となっている[5]。化学療法併用再照射に関する単アームの臨床試験では，2 年生存割合 15.2～25.9％と長期生存の可能性を示唆する報告もあるが，治療関連死も約 8％と高率に起きており，さらに治療内容（薬物，照射内容）も試験ごとで異なり一般化できていない[6-8]。放射線治療歴のある切除不能な局所再発患者に対する化学療法併用再照射を行った臨床試験のメタアナリシスにおいては，2 年生存割合が 24.8％であるも，治療関連死が約 20％に認められており，特に前治療が CRT の場合の 2 年生存割合は 10.8％であった[9]。

　以上より，放射線治療歴のある切除不能な頭頸部扁平上皮癌局所再発に対しては，安全性に懸念のある化学療法併用再照射を勧める十分なエビデンスに乏しく，有効性と安全性が確認されている全身化学療法が勧められる。

検索ワード

PubMed にて，head and neck, nasopharyngeal cancer, local recurrence, salvage therapy, radiotherapy, concurrent chemotherapy, re-irradiation の Key Word を用いて検索した。

参考文献

1) Vermorken JB, et al. Platinum-based chemotherapy plus cetuximab in head and neck cancer. N Engl J Med. 2008；359：1116-27.(Level Ⅱ)
2) Vermorken JB, et al. Platinum-based chemotherapy(CT)plus cetuximab in recurrent or metastatic squamous cell carcinoma of the head and neck (R/M-SCCHN)：5-year follow-up data for the extreme trial. J Clin Oncol. 2014；32：5s (suppl；abstr 6021).(Level Ⅱ)
3) Wong SJ, et al. Locally Recurrent, Previously Irradiated Head and Neck Cancer：Concurrent Re-Irradiation and Chemotherapy, or Chemotherapy Alone? J Clin Oncol. 2006；24：2653-8.(Level Ⅳ)
4) Tortochaux J, et al. Randomized phase Ⅲ trial (GORTEC 98-03) comparing re-irradiation plus chemotherapy versus methotrexate in patients with recurrent or a second primary head and neck squamous cell carcinoma, treated with a palliative intent. Radiother Oncol. 2011；100 (1)：70-5.(Level Ⅱ)
5) Strojan P, et al. Recurrent and second primary squamous cell carcinoma of the head and neck：When and how to reirradiate. Head Neck. 2015；37：134-50.(Level Ⅳ)
6) Spencer SA, et al. RTOG 96-10：reiiradiation with concurrent hydroxyurea and 5-fluorouracil in patients with squamous cell cancer of the head and neck. Int J Radiat Biol Phys. 2001；51 (5)：1299-304.(Level Ⅲ)
7) Spencer SA, et al. Final report of RTOG 9610, a multi-institutional trial of reirradiation and chemotherapy for unresectable recurrent squamous cell carcinoma of the head and neck. Head Neck. 2008；30 (3)：281-8.(Level Ⅲ)
8) Langer CJ, et al. Phase Ⅱ study of low-dose paclitaxel and cisplatin in combination with split-course concomitant twice-daily reirradiation in recurrent squamous cell carcinoma of the head and neck：results of Radiation Therapy Oncology Group Protocol 9911. J Clin Oncol. 2007；25 (30)：4800-5.(Level Ⅲ)
9) Choe KS, et al. Prior chemoradiotherapy adversely impacts outcomes of recurrent and second primary head and neck cancer treated with concurrent chemotherapy and rerirradiation. Cancer. 2011；117 (20)：4671-8.(Level Ⅲ)

CQ13 頭頸部がん局所再発に対する救済手術後の術後化学放射線療法は推奨されるか？

A1 照射歴のない場合：術後化学放射線療法の十分な科学的根拠はないが，再発高リスク因子を有する場合には行うよう勧められる。⇒推奨グレード C1

A2 照射歴のある場合：再発高リスク因子を有する場合であっても，術後化学放射線療法の十分な科学的根拠はなくリスクも高いため，行うことは勧められない。⇒推奨グレード C2

◆ 解　説 ◆

局所進行頭頸部扁平上皮癌の局所再発は 20〜30％に生じ，その頻度は高い。再発時に遠隔転移を認めなければ，まず外科手術が考慮される。

局所再発例に対する救済手術の予後については，後方視的な報告が複数存在する。

本邦からは，CRT を受けた頭頸部がん 645 例中，局所再発または残存をきたした 225 例中 78 例に救済手術が施行された後方視的報告がなされており，救済手術を受けた患者の 5 年生存割合は 61.0％であった[1]。また，2001〜11 年の期間に RT または CRT を受けた 207 例の咽頭癌（中咽頭癌 98 例，下咽頭癌 109 例）中 59 例で病変の残存または局所再発を認め，42 例に救済手術が実施された報告もあり，救済手術例の術後の 3 年生存割合は 40％であった[2]。

オランダの後方視的報告では，1990〜2010 年の期間に CRT で治療された下咽頭癌・喉頭癌 136 例中 60 例で局所再発が報告され，そのうち 22 例が救済手術を受けているほか[3]，イギリスからの報告では，293 例の口腔癌患者のうち局所再発は 59 例に認められ，そのうち救済手術を受けた患者 39 例の救援手術からの 5 年 OS は 43％であった[4]。台湾でのがん登録から得られた報告では，頭頸部がんの局所再発リスクは 14.44％で，局所再発をきたした 4,839 例のうち，再発時に救済手術を受けた症例の長期予後が有意に良好であった[5]。

ただし，救済手術を受けた症例の報告では術後の重篤な合併症の発症率 27％，周術期の死亡率 5％との報告もあり[6]，特に初回治療で既に頸部郭清が行われている場合の救済手術はリスクが上昇するため[7]，適応には慎重な選択が求められる[8]。つまり，救済手術が行えた症例の予後は比較的良好だが，さらに術後治療を加えるべきかのデータは乏しい。一方で局所進行頭頸部扁平上皮癌術後再発高リスク患者に対する術後 CRT の有用性は確立しており[9-11]，救済手術部位に照射歴のない場合にはこのエビデンスを外挿して術後 CRT を考慮する。

初回治療に（化学）放射線治療を受けた患者の照射野内の局所再発あるいは二次癌に対して，救済手術後に抗がん薬併用再照射の意義を検証する比較試験が報告されている[12]。しかし，OS の改善は示されず再照射群では治療関連死を 8％に認めていた。ま

た，救済治療として抗がん薬併用再照射を行った臨床試験の統合解析でも，治療関連死は 20％に及び安全性が懸念される[13]。このため，救済手術部位に照射歴のある場合には再発高リスク患者でも術後 CRT を行うことは勧められない。

検索ワード

PubMed にて，head and neck，local recurrence，salvage surgery，radiotherapy，concurrent chemotherapy の Key word を用いて検索した。

参考文献

1) Taguchi T et al. Treatment results and prognostic factors for advanced squamous cell carcinoma of the head and neck treated with salvage surgery after concurrent chemoradiotherapy. Int J Clin Oncol. 2016；21（5）：869-74.(Level Ⅴ)
2) Omura G, et al. Salvage Surgery for Local Residual or Recurrent Pharyngeal Cancer After Radiotherapy or Chemoradiotherapy. Laryngoscope. 2014；124（9）：2075-80.(Level Ⅴ)
3) van der Putten L, et al. Salvage surgery in post-chemoradiation laryngeal and hypopharyngeal carcinoma：outcome and review. Acta Otorhinolaryngol Ital. 2015；35（3）：162-72.(Level Ⅴ)
4) Tam S, et al. Tam S, et al. Estimating Survival After Salvage Surgery for Recurrent Oral Cavity Cancer. JAMA Otolaryngol Head Neck Surg. 2017；143（7）：685-90.(Level Ⅴ)
5) Chang JH, et al. Locoregionally recurrent head and neck squamous cell carcinoma：incidence, survival, prognostic factors, and treatment outcomes. Oncotarget. 2017；8（33）：55600-12.(Level Ⅳ)
6) Wong LY, et al. Salvage of recurrent head and neck squamous cell carcinoma after primary curative therapy. Head Neck. 2003；25（11）：953-9.(Level Ⅴ)
7) Krol BJ, et al. Factors related to outcome of salvage therapy for isolated cervical recurrence of squamous cell carcinoma in the previously treated neck；a multi-institutional study. Otolaryngol Head Neck Surg. 2000；123（3）；368-76.(Level Ⅳ)
8) Goodwin WJ Jr. Salvage surgery for patients for patients with recurrent squamous cell carcinoma of the upper aerodigestive tract：when do ends justify the means? Laryngoscope. 2000；110（3 Pt 2 Suppl 93）：1-18.(Level Ⅳ)
9) Bernier J, et al. Postoperative irradiation with or without concomitant chemotherapy for locally advanced head and neck cancer. N Engl J Med. 2004；350（19）：1945-52.(Level Ⅱ)
10) Cooper JS, et al. Postoperative concurrent radiotherapy and chemotherapy for high-risk squamous-cell carcinoma of the head and neck. N Engl J Med. 2004；350（19）：1937-33.(Level Ⅱ)
11) Bernier J, et al. Defining risk levels in locally advanced head and neck cancers：a comparative analysis of concurrent postoperative radiation plus chemotherapy trials of the EORTC（#22931）and RTOG（#9501）. Head Neck. 2005：27（10）：843-50.(Level Ⅱ)
12) Janot F, et al, Randomized trial of postoperative reirradiation combined with chemotherapy after salvage surgery compared with salvage surgery alone in head and neck carcinoma. J Clin Oncol. 2008；26（34）：5518-23.(Level Ⅱ)
13) Choe KS, et al. Prior chemoradiotherapy adversely impacts outcomes of recurrent and second primary head and neck cancer treated with concurrent chemotherapy and reirradiation. Cancer. 2011；117（20）：4671-8.(Level Ⅲ)

CQ14 鼻腔癌に薬物療法は推奨されるか？

A 鼻腔癌に対する薬物療法の有効性を支持する根拠は十分ではないが，組織型を加えた主治医判断に基づいて行うことを考慮してもよい。
⇒推奨グレード C1

◆ 解　説 ◆

鼻腔腫瘍は悪性腫瘍全体の0.5％にも満たない稀な腫瘍であり[1]，さらに，その組織型も扁平上皮癌，腺癌，粘表皮癌，腺様囊胞癌，神経内分泌腫瘍など多岐にわたる。このため鼻腔癌を対象として臨床試験を行うことは難しく，既存の報告は小規模な第Ⅱ相試験[2]や後方視的な研究[3-9]のみであり，またそれら報告についても組織型の内訳は多彩であり，薬物療法の有用性を系統的に示した高いエビデンスは存在しない。

鼻腔癌における薬物療法は，①再発・転移例に対する緩和的薬物療法，②局所進行例に対するCRT，もしくはICTとして用いられることがある。

薬物療法の標準レジメンは，再発・転移例および局所進行例のいずれにおいても明確なエビデンスは確立していないが，一般的な頭頸部扁平上皮癌の治療法[10]に準じて施行することも多い。また，神経内分泌腫瘍に対して小細胞肺癌に準じて治療することが多く，CDDP＋etoposide*併用療法を用いた報告[2]もなされているため，組織型に応じた治療選択も考慮される。

＊etoposide：頭頸部がんに対する保険適用なし

検索ワード

Pubmedにて，sinonasal, carcinoma, nasal cavity, chemotherapyをKey Wordに用いて検索した。加えて重要文献をハンドサーチで検索した。

参考文献

1) Turner JH, et al. Incidence and survival in patients with sinonasal cancer：a historical analysis of population-based data. Head Neck. 2012；34（6）：877-85.
2) Fitzek MM, et al. Neuroendocrine Tumors of The Sinonasal Tract. Results of a Prospective Study Incorporating Chemotherapy, Surgery, and Combined Proton-Photon Radiotherapy. Cancer. 2002；94（10）：2623-34.(Level Ⅳ)
3) Perri F, et al. Locally advanced paranasal sinus carcinoma：A study of 30 patients. Oncol Lett. 2017；13（3）：1338-42.(Level Ⅴ)
4) Okano S, et al. Induction chemotherapy with docetaxel, cisplatin and S-1 followed by proton beam therapy concurrent with cisplatin in patients with T4b nasal and sinonasal malignancies. Jpn J Clin Oncol. 2012；42（8）：691-96.(Level Ⅴ)
5) Hanna EY, et al. Induction Chemotherapy for advanced squamous cell carcinoma of the paranasal sinuses. Arch Otolaryngol Head Neck Surg. 2011；137（1）：78.(Level Ⅴ)
6) Hoppe B, et al. Unresectable carcinoma of the paranasal sinuses：outcomes and toxicities. Int J Radiat Oncol Biol Phys. 2008；72（3）：763-9.(Level Ⅴ)
7) Rischin D, et al. Promising results with chemoradiation in patients with sinonasal undifferentiated

carcinoma. Head Neck. 2004;26(5):435-41.(Level V)
8) Rosen A, et al. Locoregionally advanced paranasal sinus carcinoma. Favorable survival with multi-modality therapy. Arch Otolaryngol Head Neck Surg. 1993;119(7):743-6.(Level V)
9) Lee MM, et al. Multimodality therapy in advanced paranasal sinus carcinoma:superior long-term results. Cancer J Sci Am. 1999;5(4):219-23.(Level V)
10) NCCN Guidelines Head and Neck Cancers Version 2. 2017.

2 免疫療法

CQ15 PD-L1発現率をもとに免疫チェックポイント阻害薬の適応を判断すべきか？

A PD-L1発現は免疫チェックポイント阻害薬の効果予測因子として確立されておらず，PD-L1発現率のみで適応を判断することは勧められない。
⇒推奨グレード **C2**

◆ 解 説 ◆

CheckMate141試験におけるPD-L1発現と治療効果に関する探索的解析を述べた文献を抽出した。

再発転移頭頸部がんにおけるニボルマブの有効性を報告したCheckMate141試験に組み入れられた症例の中で免疫組織化学染色法を用いた腫瘍組織におけるPD-L1発現率に関するデータを用いて，PD-L1発現率別に探索的に有効性および安全性が解析された[1]。その結果，ニボルマブの有効性は，PD-L1低発現例（1%未満）よりPD-L1高発現例（1%以上）において大きい傾向があり（HR 0.89 vs. 0.55），PD-L1発現率により有効性の傾向が異なることが示唆された。この結果を受けて，ニボルマブ最適使用推進ガイドラインでは，「PD-L1発現率も確認したうえでニボルマブの投与可否の判断をすることが望ましく，PD-L1発現率が1%未満の場合はニボルマブ以外の治療選択肢も考慮する」と記載されており，免疫組織化学法を用いたPD-L1測定は頭頸部がんにおいて保険承認が得られている。

しかし，PD-L1低発現例においても有効性が示されていること[2]，上記のサブグループ解析からは，PD-L1発現が統計学的に有意な効果予測因子であることは示されていないことに注意が必要である。また，PD-L1の免疫組織化学染色法に用いた検体の状態や，原発巣と転移巣との違い，腫瘍組織内のheterogeneity，治療経過に伴うPD-L1の発現変化にも留意が必要である。

したがって，免疫組織化学染色法によるPD-L1発現が免疫チェックポイント阻害薬の唯一の効果予測因子であると考えるべきではなく，PD-L1発現率のみで免疫チェックポイント阻害薬の適応を判断することは勧められない。

検索ワード

PubMedにて，Nivolumab, PD-L1, squamous cell carcinoma of the head and neck, CheckMate 141のKey Wordを用いて検索した。

参考文献

1) Ferris RL, et al. Nivolumab for Recurrent Squamous-Cell Carcinoma of the Head and Neck. N Engl J Med. 2016；375（19）：1856-67.(Level Ⅱ)
2) Ferris RL, et al. Nivolumab vs investigator's choice in recurrent or metastatic squamous cell carcinoma of the head and neck：2-year long-term survival update of CheckMate 141 with analyses by tumor PD-L1 expression. Oral Oncol. 2018；81：45-51.(Level Ⅱ)

CQ16 免疫チェックポイント阻害薬による治療で進行が認められた場合，治療継続はどうすべきか？

A 免疫チェックポイント阻害薬による治療で進行が認められた場合，その後効果を認める pseudoprogression と，真の progression があるため，全身状態・臓器障害・耐容性等から慎重に継続を判断する。⇒推奨グレード C1

◆ 解 説 ◆

　免疫チェックポイント阻害薬による加療を行う際に注意すべき事項として pseudoprogression があり，これは臨床的には腫瘍が一過性に増大した後縮小に転じる現象で，免疫担当細胞の腫瘍環境への浸潤や臨床的に有効な抗腫瘍免疫応答が得られるまでに認められる腫瘍の増悪などが本態と考えられている[1]。

　一般に pseudoprogression が観察される状況では，患者の臨床症状や全身状態に明らかな増悪は認められないとされており，免疫チェックポイント阻害剤使用時は，腫瘍増大が認められた場合でも対象者の状態によっては治療の継続を検討する余地がある。白金製剤不応の再発・転移頭頸部扁平上皮癌を対象に，抗 PD-1 抗体であるニボルマブと日常臨床で用いられる化学療法（MTX，DTX，Cmab のいずれか1剤）を比較した Checkmate 141 試験では，初回9週目以降，6週毎の定期的な病勢評価が実施されている。ただし，ニボルマブ群に限り腫瘍増大が認められた際も研究者が臨床的に利益が期待されると判断した場合にはニボルマブの継続が許容された[2]。この際の判断基準として，PS の低下がないこと，腫瘍進展による重篤な臓器障害が生じる状況（例：脳転移）にないこと，ニボルマブへの耐用性があることなどが挙げられた。実際に腫瘍増大後もニボルマブを継続した症例のうち，23％に腫瘍縮小が認められている[3]。一方，抗 PD-1抗体/抗 PD-L1 抗体療法により加療された再発・転移頭頸部扁平上皮がん症例の後方視的な検討では，およそ3割の症例において治療開始後短期間で腫瘍の増大を認め，pseudoprogression は認められなかったという報告もある[4]。このように，免疫チェックポイント阻害剤使用時は急激な腫瘍増悪にも留意し，腫瘍増大時における継続の可否について慎重な臨床判断が求められる。

　一方，免疫チェックポイント阻害薬による奏効が得られた症例の一部では，長期にわたり病勢抑制が得られることが知られている。白金製剤不応の再発・転移頭頸部扁平上皮癌を対象に抗 PD-1 抗体である pembrolizumab の有用性を検証した Keynote 012 試験では，治療開始後24カ月の時点まで病勢増悪なく継続可能であった症例において投与終了とすることが規定されている[5,6]。さらに，完全奏効を維持した状態で投与中止した5例は，その後も数カ月以上にわたり奏効が維持されたと報告されている[7]。このように長期の病勢抑制が得られた症例における投与継続の意義についての検討や経験の蓄積も今後進むと考えられるが，現時点では奏効例に関する投与期間は確立していないため，

根拠となる臨床試験における方法に準じて継続を判断する。

検索ワード

PubMed にて，pseudoprogression, head and neck cancer, nivolumab, pembrolizumab の Key Word を用いて検索した。

参考文献

1) Chiou VL, et al. Pseudoprogression and Immune-Related Response in Solid Tumors. J Clin Oncol. 2015；33（31）：3541-3.(Level Ⅳ)
2) Ferris RL, et al. Nivolumab for Recurrent Squamous-Cell Carcinoma of the Head and Neck. N Engl J Med. 2016：10；375（19）：1856-67.(Level Ⅱ)
3) Haddad R, et al. Treatment beyond progression with nivolumab in patients with recurrent or metastatic squamous cell carcinoma of the head and neck in the phase 3 Checkmate 141 study. American Association for Cancer Research Volume 77, Issue 13 Supplement, pp. CT157（Annual meeting 2017；April 1-5, 2017；Washington, DC）(Level Ⅳ)
4) E. Saada-Bouzid, et al. Hyperprogression during anti-PD-1/PD-L1 therapy in patients with recurrent and/or metastatic head and neck squamous cell carcinoma. Annals of Oncology. 2017：28（7）；1605-11.(Level Ⅳ)
5) Chow LQ, et al. Antitumor Activity of Pembrolizumab in Biomarker-Unselected Patients With Recurrent and/or Metastatic Head and Neck Squamous Cell Carcinoma：Results From the Phase Ib KEYNOTE-012 Expansion Cohort. J Clin Oncol. 2016：34；3838-45.(Level Ⅳ)
6) Seiwert TY, et al. Safety and clinical activity of pembrolizumab for treatment of recurrent or metastatic squamous cell carcinoma of the head and neck（KEYNOTE-012）：an open-label, multicentre, phase 1b trial. Lancet Oncol. 2016：17；956-65.(Level Ⅳ)
7) Mehra R, et al. Efficacy and safety of pembrolizumab in recurrent/metastatic head and neck squamous cell carcinoma（R/M HNSCC）：Pooled analyses after long-term follow-up in KEYNOTE-012. J Clin Oncol. 2016；34（15suppl）：6012.(Level Ⅳ)

索　引

和　文

あ
アドヒアランス　11
アナフィラキシー　19

い
異時性重複癌　50
医療ソーシャルワーカー　12
胃瘻　39

う
うがい　42

え
栄養管理　40
栄養サポートチーム　12
栄養補給路　39
エビデンスレベル　4
遠隔転移　89, 91
嚥下障害　57
嚥下リハビリテーション　12, 57

か
下咽頭癌　8
化学放射線療法　21, 86, 89
下垂体機能低下症　49
画像検査　50
過敏症　19
顆粒球コロニー刺激因子　30
カルボプラチン　13
肝機能　18
間質性肺炎　18, 46
感染　43
含嗽薬　42
乾皮症　45
緩和ケア　10
緩和的化学放射線治療　89

き
機能障害　57
キャンサーボード　9
強度変調放射線治療　22
局所再発　92, 94
局所進行上咽頭癌　75

局所進行頭頸部がん　54
局所治療　91

く
空腹時血糖　19
グルタミン　41

け
経過観察　50
経腸栄養法　39
経鼻栄養法　40
劇症 1 型糖尿病　49
原発不明頭頸部転移癌　86, 87, 88
顕微鏡的切除断端陽性　31

こ
抗アンドロゲン療法　37
効果判定　51
口腔癌　79
口腔ケア　42
口腔粘膜炎　41
甲状腺機能低下症　49
抗体依存性細胞障害活性　23
喉頭温存　22
喉頭癌　8
口内炎　41
誤嚥　57
呼吸状態　18
骨髄機能　19

さ
再発　35, 77, 92
再発・転移頭頸部がん　35
再発・転移頭頸部扁平上皮癌　35
ざ瘡様皮疹　45

し
歯科受診　42
歯科診察　19
シグナル伝達抑制効果　23
支持療法　25, 29, 39
シスプラチン　13
集学的治療　9
術後化学放射線療法　31, 94
術後治療　31
術前化学放射線療法　79

術前化学療法　79
腫瘍関連症状　16
腫瘍マーカー　51
上咽頭癌　72, 74, 75, 77
上顎洞癌　26
上皮成長因子受容体　23
除外規準　20
脂漏性皮膚炎様皮疹　45
心機能　17
腎機能　18

す
推奨グレード　4
ステロイド　48

せ
セカンドオピニオン　9
節外浸潤　31
舌癌　79
セツキシマブ　13
切除不能　92
切除不能局所進行例　28
切除不能例　23
セルフケア　11
全身状態　16

そ
爪囲炎　46

た
耐糖能　19
唾液腺癌　37
唾液腺導管癌　37
多職種協働　2, 9

ち
チーム医療　2, 9
中咽頭癌　81
超選択的動注 CRT　26

て
低マグネシウム血症　46
テガフール　13
テガフール・ウラシル配合剤　13
テガフール・ギメラシル・オテラシルカリウム配合剤　13

索引

デキサメタゾン 30
転移 35, 77, 92

と

同時併用化学放射線療法 72
動注化学放射線療法 26
疼痛治療 42
導入化学療法 26, 75
ドセタキセル 13
トラスツズマブ 37

な

内視鏡検査 50

に

二次治療以降の薬物療法 36
ニボルマブ 13, 36, 98, 100

ね

ネダプラチン 13
粘膜障害 41

は

肺気腫 18
肺機能 18
パクリタキセル 13
白金製剤 27
白金製剤抵抗性 36

ひ

鼻腔癌 96
皮膚乾燥 45
皮膚毒性 45

ふ

フルオロウラシル 13

ほ

放射線感受性 21
放射線皮膚炎 43

み

ミノサイクリン 45

め

免疫関連有害事象 47

免疫チェックポイント阻害薬 47, 98, 100
免疫抑制薬 48
免疫療法 98

や

薬剤性間質性肺炎 46

欧文

B

bacterial translocation 29

C

CBDCA 13, 38
CDDP 13, 22, 27, 31, 38
CDDP-RT 22
CDGP 13
chemoradiation 13
chemoradiotherapy 13
Cmab 13, 22, 35, 38
Cmab-RT 22, 23, 74, 81
Cmabに対する支持療法 44
CRT 13, 21, 27

D

DTX 13, 27, 37, 38

E

Eastern Cooperative Oncology Group 16
EBV 8, 77
ECOG 16
EGFR 23
endemic region 8
ENE 31
epidermal growth factor receptor 23
Epstein-Barr virus 8, 77
extranodal extension 31

F

FDG-PET 51
FT3 19
FT4 19

5-FU 13, 22, 27, 38

G

G-CSF 30
Gln 41
granulocyte-colony stimulating factor 30

H

HPV 8, 81
HPV陽性中咽頭癌 84
5-HT3受容体拮抗薬 30
human papilloma virus 8

I

ICR 31
ICT 27, 75
immune-related adverse events 47
IMRT 22
incomplete resection 31
induction chemotherapy 27
infusion reaction 19, 44
intensity modulated radiation therapy 22
interventional radiology 10
IR 19, 44
irAE 47
IVR 10

K

Karnofsky Performance Status 16
KPS 16

L

laryngectomy free survival 27
LFS 27

M

major risk 31
MINO 45
minor risk 31
MSW 12
Multidisciplinary Team 9

N

NK1受容体拮抗薬　30
Non-keratinizing carcinoma　8
NST　12

O

Opioid based pain control program　42

P

p16タンパク　81

PD-L1発現　98
Performance Status　16
PF　27, 35
PF-RT　22
PF+Cmab　38
PS　16
PTX　13, 37, 38
PTX+Cmab　38

R

RECIST　52
RT　27

S

S-1　13

T

TGF　13
Tmab　37
TPF　27, 29, 38
TSH　19

U

UFT　13

頭頸部がん薬物療法ガイダンス　第2版
定価(本体2,200円＋税)

2015年7月10日　第1版発行
2018年10月20日　第2版第1刷発行

編　者	公益社団法人　日本臨床腫瘍学会

発行者　福村　直樹

発行所　金原出版株式会社

〒113-0034 東京都文京区湯島2-31-14
電話　編集　(03)3811-7162
　　　営業　(03)3811-7184
FAX　　　　(03)3813-0288
振替口座　00120-4-151494
http://www.kanehara-shuppan.co.jp/

Ⓒ日本臨床腫瘍学会, 2015, 2018

検印省略

Printed in Japan

ISBN 978-4-307-10194-3

印刷・製本／三報社印刷㈱

JCOPY ＜出版者著作権管理機構　委託出版物＞

本書の無断複製は著作権法上での例外を除き禁じられています．複製される場合は，そのつど事前に，出版者著作権管理機構（電話 03-5244-5088，FAX 03-5244-5089，e-mail : info@jcopy.or.jp）の許諾を得てください．

小社は捺印または貼付紙をもって定価を変更致しません．
乱丁，落丁のものはお買い上げ書店または小社にてお取り替え致します．

定評ある 金原出版の診療ガイドライン

2018.8

食道癌診療ガイドライン 2017年版
日本食道学会／編
◆B5判 148頁 3図 原色26図 ◆定価（本体2,800円＋税）

胃癌治療ガイドライン
日本胃癌学会／編　医師用 2018年1月改訂【第5版】
◆B5判 108頁 4図 原色7図 ◆定価（本体1,300円＋税）

構造化抄録CD-ROM付

GIST診療ガイドライン 2014年4月改訂
日本癌治療学会・日本胃癌学会・GIST研究会／編
◆B5判 72頁 9図 原色1図 ◆定価（本体2,800円＋税）

大腸癌治療ガイドライン 医師用 2016年版
大腸癌研究会／編
◆B5判 128頁 9図 原色5図 ◆定価（本体1,600円＋税）

遺伝性大腸癌診療ガイドライン 2016年版
大腸癌研究会／編
◆B5判 108頁 18図 原色12図 ◆定価（本体1,600円＋税）

肝癌診療ガイドライン 2017年版
日本肝臓学会／編
◆B5判 264頁 2図 ◆定価（本体3,600円＋税）

膵癌診療ガイドライン 2016年版
日本膵臓学会 膵癌診療ガイドライン改訂委員会／編
◆B5判 280頁 28図 原色5図 ◆定価（本体3,200円＋税）

頭頸部癌診療ガイドライン 2018年版
日本頭頸部癌学会／編
◆B5判 192頁 11図 ◆定価（本体3,200円＋税）

EBMの手法による 肺癌診療ガイドライン 2016年版
日本肺癌学会／編
◆B5判 352頁 24図 ◆定価（本体3,800円＋税）

乳癌診療ガイドライン 2018年版
日本乳癌学会／編
① 治療編　◆B5判 400頁 ◆定価（本体5,000円＋税）
② 疫学・診断編　◆B5判 320頁 ◆定価（本体4,000円＋税）

科学的根拠に基づく 皮膚悪性腫瘍診療ガイドライン 2015年版
日本皮膚科学会・日本皮膚悪性腫瘍学会／編
◆B5判 200頁 12図 ◆定価（本体4,500円＋税）

子宮頸癌治療ガイドライン 2017年版
日本婦人科腫瘍学会／編
◆B5判 224頁 2図 ◆定価（本体3,200円＋税）

子宮体がん治療ガイドライン 2018年版
日本婦人科腫瘍学会／編
◆B5判 264頁 3図 ◆定価（本体3,400円＋税）

卵巣がん治療ガイドライン 2015年版
日本婦人科腫瘍学会／編
◆B5判 200頁 2図 ◆定価（本体2,800円＋税）

外陰がん・腟がん治療ガイドライン 2015年版
日本婦人科腫瘍学会／編
◆B5判 112頁 カラー6図 ◆定価（本体2,300円＋税）

婦人科がん治療ガイドラインエッセンシャル 2016年版
日本婦人科腫瘍学会／編
◆A6変型判 368頁 25図 ◆定価（本体4,000円＋税）

がん免疫療法ガイドライン
日本臨床腫瘍学会／編
◆B5判 130頁 36図 ◆定価（本体2,000円＋税）

造血器腫瘍診療ガイドライン 2018年版
日本血液学会／編
◆B5判 420頁 ◆定価（本体5,000円＋税）

分子腫瘍マーカー診療ガイドライン 第1版
日本分子腫瘍マーカー研究会／編
◆B5判 224頁 83図 ◆定価（本体2,800円＋税）

がん疼痛の薬物療法に関するガイドライン 2014年版
日本緩和医療学会／編
◆B5判 344頁 34図 ◆定価（本体3,000円＋税）

制吐薬適正使用ガイドライン 2015年10月
日本癌治療学会／編
◆B5判 112頁 8図 ◆定価（本体2,200円＋税）

がん薬物療法における曝露対策合同ガイドライン 2015年版
日本がん看護学会・日本臨床腫瘍学会・日本臨床腫瘍薬学会／編
◆B5判 112頁 ◆定価（本体2,000円＋税）

金原出版　〒113-0034 東京都文京区湯島2-31-14　TEL03-3811-7184（営業部直通）FAX03-3813-0288
本の詳細、ご注文等はこちらから　http://www.kanehara-shuppan.co.jp/